AF475056

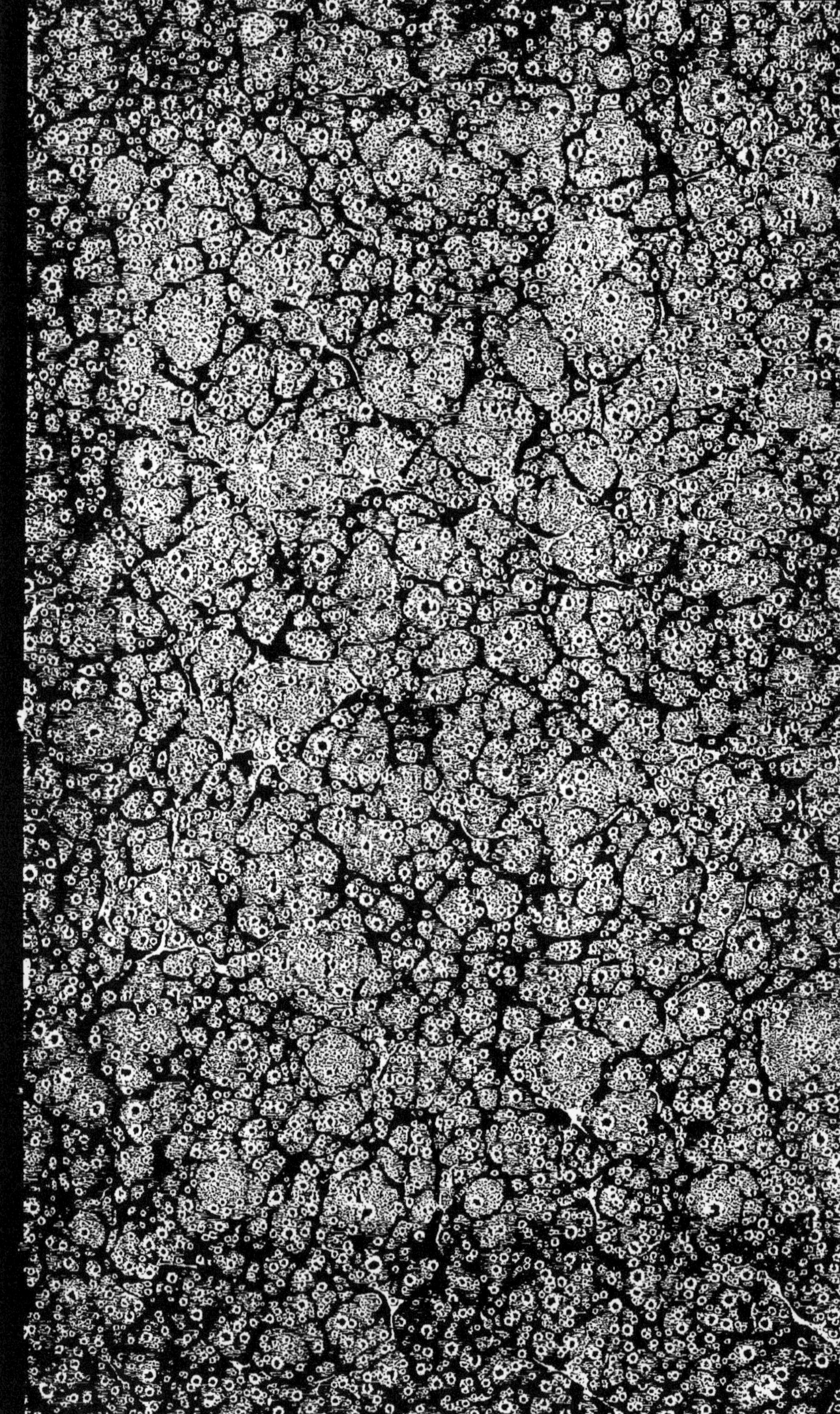

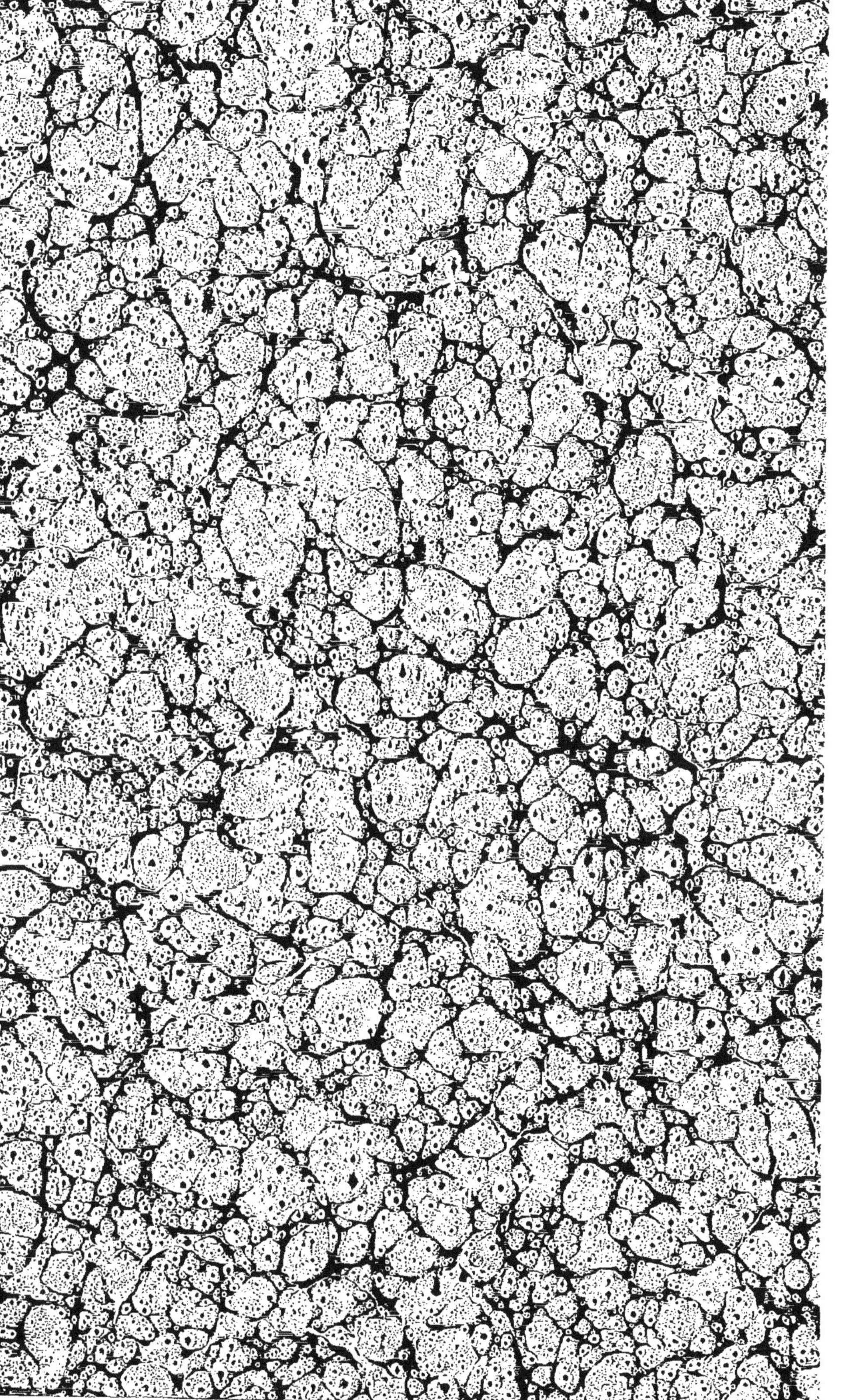

DISCOURS

SUR LES AMÉLIORATIONS PROGRESSIVES

DE LA

SANTÉ PUBLIQUE

Par l'Influence de la Civilisation;

PAR F. BÉRARD,

Professeur d'Hygiène à la Faculté de Médecine de Montpellier;
Associé régnicole de l'Académie royale de Médecine, etc.

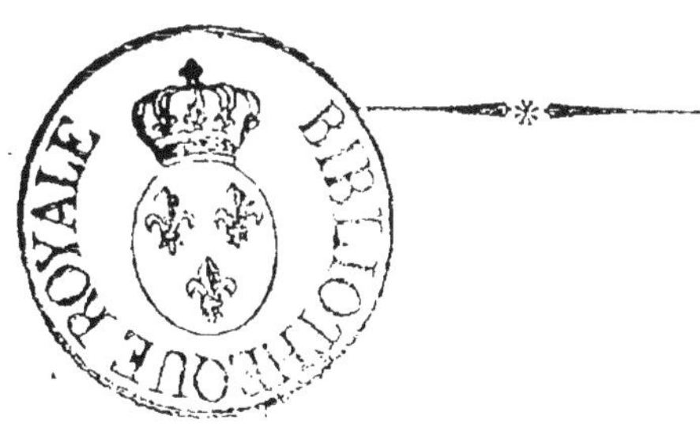

A PARIS,

CHEZ GABON ET COMPAGNIE, LIBRAIRES,
rue de l'École de Médecine;

ET A MONTPELLIER, CHEZ LES MÊMES LIBRAIRES.

1826.

DISCOURS

SUR LES AMÉLIORATIONS PROGRESSIVES

DE LA

SANTÉ PUBLIQUE

PAR L'INFLUENCE DE LA CIVILISATION (1).

L'OBJET de ce discours est de déterminer l'influence de la civilisation sur la Santé publique, de rechercher s'il est vrai que la civilisation tende à affaiblir et à dégra-

(1) Ce Discours a été prononcé le 12 avril 1826, à l'ouverture du Cours d'Hygiène privée et publique, dans la Faculté de Médecine de Montpellier.

der le physique de l'homme, tandis qu'elle fortifie et perfectionne son moral ; ou si ces deux sortes de perfectionnement ne marchent pas d'un pas égal, vers une amélioration toujours croissante et toujours proportionnée à l'heureuse harmonie de leur influence réciproque.

A en croire les idées généralement répandues sur ce point, les Sciences, les Arts et les progrès même de la société énervent les corps par la mollesse de la vie civilisée, la multiplication des professions sédentaires ou insalubres, l'inégalité des fortunes et l'exagération des passions, l'extension des besoins, l'accroissement du commerce, qui répand de plus en plus des maladies qui semblaient concentrées par la nature dans certains climats, et par une foule de circonstances analogues. Sous toutes ces causes hostiles, les maladies se multiplient et s'identifient, en quelque sorte, avec l'espèce, par une propagation héréditaire, qui va toujours en augmentant et en étendant son influence funeste. Que sais-je même? car à quels sombres préjugés ne s'est-on pas livré à cette occasion! La Nature, dit-on, affaiblie par ses propres efforts, ne produit que des hommes de plus en plus dégénérés.

Tels sont les raisonnemens spécieux que l'on entend faire tous les jours par les hommes les plus éclairés, comme par le simple peuple; et cette opinion, présentée sous toutes les formes, et que l'on retrouve dans les Sciences, comme dans les Beaux-Arts, dans l'Histoire des peuples, comme dans les conversations journalières de la vie privée; cette opinion, dis-je, semble prendre le caractère d'un axiome et d'une loi. Elle apparaît aux yeux du philosophe attristé comme une nécessité même, et comme le tribut forcé que l'homme, ce fils aîné de la création, paye à l'Auteur de la nature, pour tous les priviléges dont sa trop faible existence a été honorée.

Nous allons essayer de démontrer que cette opinion n'est qu'un préjugé, qu'elle est fausse presque sous tous ses points de vue, et que la civilisation fait gagner à la Santé publique beaucoup plus qu'elle ne lui fait perdre sous certains rapports. Je n'agiterai jamais une question plus importante : elle contient l'hygiène publique tout entière ; elle consacre ses résultats et son triomphe, ses moyens et son esprit. Elle élève la science que nous professons, au plus haut degré des considérations philosophiques, et la rend, en quelque sorte, l'arbitre du bonheur de l'espèce humaine. L'intérêt attaché à une si belle question, sera le seul que je chercherai à exciter dans ce moment, m'estimant heureux de n'être pas chargé par moi-même de fixer l'attention de l'auditoire distingué qui m'écoute.

Pour éclaircir cette question, nous emploierons plusieurs méthodes. Ces méthodes seront les unes, directes ; les autres, indirectes : dans les unes, nous procéderons *à priori;* dans les autres, *à posteriori :* par les unes, nous prouverons que la Santé publique a dû nécessairement gagner par l'amélioration de toutes les causes auxquelles elle est attachée ; par les autres, nous montrerons, d'après les faits, qu'elle a réellement gagné, et nous chercherons à déterminer jusqu'à un certain point, le degré d'amélioration qu'elle a éprouvée.

PREMIÈRE SECTION.

Examen de la Question par les méthodes indirectes, ou par l'appréciation des causes.

I. L'homme est fait pour la société. L'histoire de l'espèce nous le présente toujours dans un état social plus ou moins avancé, jamais dans l'isolement complet. On n'a trouvé dans ce dernier état, que quelques individus abandonnés par leurs parens ; jamais on n'a vu un grand nombre d'hommes vivant séparément, à la manière de certaines espèces d'animaux, qui offrent ce caractère particulier. Et pourquoi, à ne considérer même l'homme que sous ce point de vue matériel et borné, sous lequel tant d'esprits étroits se plaisent à l'envisager ; pourquoi n'en serait-il pas de lui comme de plusieurs espèces qui vivent en troupe, selon l'institution de la nature et par les lois de l'instinct qui les régit? On observe qu'il n'y a que les espèces essentiellement féroces, qui vivent dans cet isolement, qui est une condition même de leur existence. Or, l'homme n'appartient pas à ces espèces, il n'a pas d'armes offensives ; son existence même ne s'établit que par les moyens que lui procure son état de réunion en société. Tout dans son organisation annonce qu'il est fait pour vivre avec ses semblables, et qu'il a tous les instrumens de ce noble mode de vie. Ses traits mobiles expriment sans cesse au dehors et malgré lui, les affections les plus cachées de son âme; sa voix prend mille modes divers, qui suivent toutes les nuances de ses émotions morales; ses bras et tous ses membres sont toujours prêts à céder ou à obéir à leurs mouvemens intérieurs, et à établir mille moyens d'expression entre lui et ses semblables. Seul de tous les animaux, il pleure de douleur et sourit de plaisir; seul, il se livre à ces impressions sympathiques qui unissent et confondent les cœurs; seul il s'attendrit de pitié, ou jouit du bonheur des autres, surtout s'il reconnaît avec délice qu'il en est la première cause.

Les plaisirs de la propagation de l'espèce ne sont pas chez lui comme chez les animaux, une fureur passagère, liée à certaines époques toujours limitées. La femme, car je n'ose pas dire la femelle, tant les choses diffèrent ici! la femme lui est nécessaire dans tous les temps, et avant même que tant de liens moraux viennent les enchaîner l'un à l'autre, et élever un appétit grossier à la hauteur de la dignité de l'homme! Les fruits de cette union jouissent d'une enfance long-temps prolongée, qui nécessite les soins réunis de leurs deux parens.

D'après ces considérations, la société est donc commandée par tous nos besoins physiques, comme elle l'est par tous nos besoins moraux, qui sont dans notre nature, quoi qu'on en ait dit, tout comme les premiers. Or, si la société est dans la nature, si elle n'est qu'un développement forcé de nos facultés, il est donc évident qu'il est absurde de vouloir sans cesse opposer, comme on le fait tous les jours, l'état primitif à la civilisation, les créations de la nature au travail de l'homme, l'homme grossier et encore dans les langes de l'enfance et de la vie sauvage à l'homme adulte et grandi dans les institutions de la vie civilisée, le germe naissant à ses développemens progressifs. Il est évident que les déclamations puisées dans cet ordre d'idées, insultent à l'œuvre même de la Sagesse suprême, et que vouloir proscrire la civilisation et ses résultats, est un projet aussi absurde dans sa conception, que chimérique dans son exécution même. La raison, la moralité, la sociabilité ne sont-elles pas le chef-d'œuvre de la création ? Et Dieu, ne pouvant pas créer un être égal à lui, a-t-il pu faire un être qui lui ressemblât davantage, que celui qui réunit ces nobles attributs, et qui, par son choix, peut le prendre pour modèle ? L'homme gagnera donc au physique comme au moral, par le fait de la civilisation, d'après la loi générale que tout être dans la nature s'améliore, à mesure qu'il s'avance vers le terme de son développement.

II. L'homme est le plus faible des animaux,

quand il est isolé; il devient le plus fort, quand il se réunit à ses semblables. N'est-il pas vrai que la force de l'homme s'accroîtrait, à mesure que l'on augmenterait ses moyens d'action, et que, même au physique comme au moral, deux forces agissant dans une heureuse harmonie, ont une puissance supérieure à la somme réunie de ces deux forces prises isolément? Or, l'union sociale produit ce résultat admirable. Elle donne à chacun les facultés de tous, au faible la puissance du fort, à l'enfance débile et à la vieillesse infirme le secours de l'âge adulte, à la grâce de la femme elle prête l'énergie de l'homme; que dis-je! elle unit les vivans aux morts, et dès qu'elle a établi son heureux empire, rien d'utile à l'espèce ne devient la proie du temps. Les noms périssent, il est vrai; mais les choses restent. L'espèce humaine tout entière peut alors être considérée comme un seul individu qui acquiert des forces immenses, et qui se perfectionne de plus en plus dans la succession des siècles. Il est donc incontestable que la force physique et morale de l'homme est toujours proportionnée à la perfection et à l'étendue de l'union sociale. Sa vie même ne peut exister, dans sa première origine, comme dans sa prolongation, que par le fait de la société. La plupart des conditions auxquelles l'existence humaine est liée, comme l'habitation, la nourriture, le vêtement, etc., ne peuvent être remplies que dans l'état social, et sont toujours proportionnées pour leur amélioration à l'amélioration de la société même. Or, la civilisation, entendue dans son véritable sens, indique le perfectionnement même de l'union sociale. La civilisation est donc une condition de l'existence de l'homme, et la principale cause de son perfectionnement physique.

III. L'animal est limité dans son existence,

dès qu'il ne se trouve plus dans les circonstances les plus favorables à son développement. Il ne peut rien pour modifier ce qui l'environne et l'approprier à ses besoins, ou ne peut quelque chose que dans la sphère très-circonscrite d'un instinct borné et aveugle. L'homme, au contraire, peut beaucoup sur la nature entière, par son intelligence et par son action libre et volontaire. Par la première, il étudie et connaît tous les corps et les relations qu'ils entretiennent avec ses besoins; par la seconde, il les modifie et les coordonne à la satisfaction de ceux-ci: car, tout ce que nous appelons du nom orgueilleux de Sciences, se réduit à cela en dernière analyse; et c'est même, il faut le dire, ce caractère d'utilité qui en fait le principal mérite aux yeux du sage qui les cultive, comme à ceux des peuples qui en profitent. Par ces moyens, l'homme devient, en quelque sorte, maître et arbitre souverain de son sort. Seul, en effet, il est possesseur de lui-même. Les animaux sont serfs des circonstances qui les environnent, et esclaves-nés de la nature entière. Ils acceptent la vie comme la nature la leur donne ; l'homme la change à son bénéfice et l'accommode selon son plus grand avantage. L'animal se plie malgré lui à la nécessité générale, l'homme s'approprie tout ce qui peut lui être utile ; il travaille, il tourmente l'univers, pour le faire servir à ses besoins. Et l'on soutiendra que cette manière d'être n'est pas plus avantageuse que la première ! L'homme, dira-t-on, abuse de cette noble prérogative et de cette liberté indépendante ; et, qu'importe ! si son malheur est presque toujours son ouvrage, et s'il peut presque toujours le corriger.

Ainsi donc, plus l'homme exerce son intelligence et son action sur la nature, plus il étend ses moyens d'existence. Chaque nouvelle connaissance utile qu'il acquiert, lui donne un degré de force, de commodité ou de jouissance de plus. C'est à cette prérogative, autant qu'à la souplesse admirable de son organisation, qu'il doit l'avantage d'habiter tous les climats de la terre; de multiplier beaucoup plus que les autres espèces, et de pouvoir être regardé sans orgueil, comme le souverain de la planète qu'il occupe. Et l'on voudrait que l'extension toujours croissante des moyens auxquels l'homme doit de si grands avantages, fût précisément la cause la plus propre à détruire la santé de l'espèce! La nature se contredirait donc elle-même! Y a-t-il un point précis de perfectionnement qui favorise la santé, et un autre qui la dégrade, comme paraissent le croire quelques philosophes timides, effrayés par les conséquences absurdes du système anti-social pris dans un sens absolu? Mais que l'on fixe enfin ce degré, que l'on concilie des opinions contradictoires, et que l'on établisse les raisons qui justifient cette distinction bizarre ; que l'on nous indique où commence le bien et où finit le mal! Que l'on nous montre comment les choses, sans changer de nature, peuvent changer ainsi en entier dans leur influence; qu'on nous dise quelle connaissance a été funeste, par sa nature même, et non par l'abus qu'on en a fait : abus qui est toujours accidentel et arbitraire, toujours passager ! Lorsqu'on veut apprécier l'influence d'une chose quelconque, il faut s'arrêter à sa nature et à son essence. Si l'on se jette dans les influences indirectes et accidentelles, quelle est la chose la plus utile, dont on ne puisse faire la satyre la plus sanglante; quelle est la plus funeste, dont on ne puisse faire l'éloge le plus flatteur?

On oppose presque toujours contre les heureuses influences de la civilisation, ses imperfections seules; mais cela même prouve, au contraire, ses avantages réels. Oui, j'ose l'affirmer, ce n'est jamais l'excès de la civilisation qui nuit à l'espèce humaine, au physique comme au moral. C'est toujours, au contraire, son imperfection, c'est-à-dire, une teinte plus ou moins prononcée de cet état de barbarie, que l'on croit faussement un remède à ses maux.

IV. La vie et la santé ne sont pas des choses absolues, positives et toujours les mêmes, comme celles qui sont l'objet des sciences physiques et mécaniques; elles sont le résultat d'une foule de causes différentes, ou mieux encore, de tous les agens capables de modifier l'homme. Ces causes, pour indiquer les principales, sont la nourriture, le vêtement, l'habitation, l'exercice convenable des facultés physiques et morales, le bonheur, l'aisance, le sentiment de dignité morale, la sûreté de la propriété et de la personne; etc. Car ces causes sont physiques ou morales, et nous avons toujours montré, dans nos leçons, la haute importance des causes du dernier ordre dans l'étude de l'Hygiène. Or, il est évident que la force de la santé doit être toujours proportionnée aux modifications et à l'influence plus ou moins active de ces causes. Il suffit de quelque variation dans l'une d'elles, pour amener une variation correspondante dans la Santé publique. Il nous serait aisé de démontrer cette proposition, évidente d'ailleurs par son énoncé même, d'après une infinité d'exemples : qu'il nous suffise d'en indiquer quelques-uns.

Le globe, dans son état sauvage et primitif, est loin de présenter des conditions favorables à l'existence de l'espèce humaine: tous les élémens qui le composent, se montrent dans un véritable état d'hostilité contre elle, et la menacent sans cesse d'une destruction prochaine. Les eaux épanchées, et qui ne sont pas encore renfermées dans les limites d'un lit plus ou moins étroit qui en facilite le cours, occupent un vaste espace et s'étendent en marais infects. Le sol est envahi par les usurpations des mers, par des sables et des rochers, ou par des plantes parasites et de grands arbres sauvages; il est peuplé d'animaux féroces ou de reptiles vénimeux, qui semblent être les gardiens terribles de ce séjour de destruction. L'atmosphère elle-même, viciée par des émanations délétères de toute espèce, renferme dans son sein mille germes de mort, d'autant plus redoutables qu'ils sont plus cachés, et qu'ils ressemblent à ces êtres invisibles dont une superstition tremblante a si long-temps peuplé les airs.

L'histoire nous prouve que tel a été l'état de toutes les régions de la terre, de celles-là même qui offrent aujourd'hui les circonstances les plus favorables à notre espèce. En effet, c'était celui de l'antique Égypte, de la Germanie, des Gaules, de l'Angleterre, etc. Telle s'est montrée la presque totalité de l'Amérique, lors de sa découverte; deux pays présentèrent seuls une honorable exception, et ces deux pays, le Mexique et le Pérou, avaient déjà ressenti l'influence d'une civilisation naissante.

C'est l'industrie humaine qui a desséché les marais, a resserré les fleuves dans leurs lits, réuni et utilisé les eaux, pour les besoins de l'agriculture ou du commerce. C'est elle qui a détruit ou singulièrement limité les espèces d'animaux féroces, a multiplié les espèces utiles, les a fait servir à une nourriture assurée, ou a heureusement emprunté leur force et leur adresse. C'est elle encore, qui, parmi les plantes, a choisi celles qui pouvaient le mieux s'accommoder à l'alimentation et à divers besoins, les a placées dans les circonstances les plus appropriées à leur développement, a multiplié, assuré et conservé leurs produits. C'est elle qui, par l'ingénieuse invention des assolemens et des engrais, a créé, augmenté et soutenu la fécondité du sol. Que dis-je? c'est elle qui a osé fouiller dans les entrailles de la terre, en a arraché les métaux, et a centuplé ainsi les forces de l'homme, en empruntant à ceux-ci des instrumens inappréciables. Quel est le corps de la nature qu'elle n'a su s'approprier et perfectionner pour ses besoins? Elle s'est servie des plus légers comme des plus pesans: l'air, la lumière, le feu, les vapeurs, comme les pierres et les métaux, lui ont prêté également leurs secours. Elle a fixé les gaz toujours prêts à s'échapper, comme elle a fondu et plié à ses lois les métaux indociles.

La civilisation va en perfectionnant de plus en plus, la surface du globe et les moyens d'existence. Chaque siècle, chaque année, chaque jour voient apparaître de nouvelles améliorations: tant la marche de perfectionnement devient à chaque instant, plus rapide et plus sûre!

Dès que la civilisation s'affaiblit ou s'éteint dans un pays, la terre reprend son aspect sauvage et ennemi de l'homme, et l'on voit que ce n'est que par des efforts constans que celui-ci maintient la salubrité et la fécondité des régions qu'il occupe. L'Égypte régie par ses propres lois, et éclairée par une civilisation même imparfaite, quoiqu'en aient dit des peuples qui étaient moins civilisés encore, l'Égypte était l'un des pays les plus sains, les plus fertiles et les plus peuplés de l'antiquité. Ce même pays, aujourd'hui esclave et soumis à l'ignorance et à la barbarie de l'Islamisme, est devenu le pays le plus insalubre des temps modernes. Ce même Nil, qui, dirigé dans ses inondations par les travaux les mieux entendus, corrigeait la sécheresse et la stérilité naturelles du sol, est devenu, par l'incurie Turque, la source de la peste qui désole l'Égypte et infecte ou menace le reste du monde. Le même principe d'ignorance, par lequel on laisse tous les jours se former les germes de cette affreuse maladie, fait qu'on ne sait prendre aucune précaution pour se soustraire à leur influence funeste, ou pour en limiter les effets.

Les variations les moins prononcées dans la marche de la civilisation, s'expriment au même instant par l'aspect du pays, et le philosophe attentif, qui parcourt les campagnes, peut bientôt déterminer l'état politique d'un peuple.

Il nous serait aisé de prouver que la culture tend à adoucir la température d'un pays, à la rendre plus favorable à la santé, et que, sous ce rapport, la température générale du globe va en s'adoucissant, ou, en d'autres termes, en s'améliorant, malgré toutes les déclamations journalières dans lesquelles on juge de la marche des siècles, par la comparaison d'une constitution atmosphérique limitée, et souvent même par la comparaison d'une saison à l'autre. Il nous serait, dis-je, aisé de prouver que l'industrie humaine, par des efforts constans et étendus, peut porter son empire jusque sur le ciel, en quelque sorte, du moins d'une manière indirecte, et en modifiant les circonstances qui déterminent l'action de son influence sur nous.

Quoique l'histoire se soit peu attachée à recueillir des notions de ce genre, cependant nous pouvons réunir quelques faits qui établissent cette proposition importante. Il est démontré par des passages d'Horace et de Juvenal, que le Tibre se gélait de leur temps : ce qui n'arrive jamais aujourd'hui. La destruction des forêts de la Germanie et des pays qui environnaient Rome plus ou moins au loin, peut rendre aisément raison de ce fait. D'après la description que Diodore de Sicile fait du climat des Gaules, et d'après les circonstances qu'il indique, on voit que la température y est singulièrement adoucie. L'autorité de Strabon, de Julien tend à établir la même proposition, qui est applicable aussi, d'après les mêmes écrivains, à l'Espagne, à la Germanie, et à tout le nord de l'Europe. De nos jours, on a vu dans l'Amérique septentrionale, que la température est devenue moins rigoureuse, à mesure que l'on a cultivé les terres; la vigne, par exemple, a progressivement étendu son domaine, et a pu prospérer, au bout de quelques années, dans les mêmes terrains dont elle était repoussée naguères par le froid. Les premières colonies qui se sont formées dans tous les pays du nouveau monde, ont trouvé un sol humide et si malsain qu'il était inhabitable, et qu'elles ont été souvent détruites par les maladies; avec le temps, et par les progrès de l'agriculture, la température est devenue plus douce et plus sèche. Il est donc faux que le globe aille en se refroidissant, comme on l'a soutenu, d'après des idées hypothétiques; il est donc faux que la température devienne de plus en plus humide, et que la constitution catarrhale fasse sans cesse de nouveaux progrès, depuis le quinzième siècle. Cela est si peu vrai, que d'autres systématiques soutiennent la proposition inverse, savoir, que les sécheresses deviennent plus communes. M. Fodéré s'est convaincu, par l'examen d'anciens registres, qui faisaient mention des constitutions atmosphériques les plus remarquables, que l'on a observé dans tous les temps ces mêmes variations, qui si souvent sont faussement regardées comme insolites et comme devenues permanentes (1).

---

(1) *Traité de Médecine légale et d'Hygiène publique*; tom. V, pag. 102.

Plus nous considérerons ce sujet d'une manière philosophique et dégagée de préventions de toute espèce, et plus nous nous convaincrons que l'homme par ses soins a exercé une influence avantageuse sur l'atmosphère en général. Mais, que dirons-nous de celle que les perfectionnemens de la civilisation ont exercée sur l'atmosphère particulière des habitations, soit dans les villes et les villages, soit dans les campagnes? Comparons nos habitations actuelles avec celles qu'occupaient nos ancêtres, il y a cinquante ans, cent ans, deux cents ans et au delà. Un simple paysan de nos jours est souvent logé dans une habitation plus saine et mieux entendue selon les règles de l'hygiène, que ne l'étaient les gothiques palais de nos anciens Rois.

Si les épidémies sont devenues plus rares de nos jours, si même lorsqu'elles se montrent encore, elles sont beaucoup moins meurtrières, il faut en trouver la véritable cause dans le mode de construction des maisons, dans les soins de propreté, etc.

V. Les améliorations que nous venons d'indiquer, comme toutes les autres, méritent d'autant plus d'attention dans la question qui nous occupe, qu'un plus grand nombre d'individus jouissent de leurs résultats. Car, c'est le propre des progrès même de la civilisation, de rendre communs à un plus grand nombre de personnes les avantages qu'elle produit.

Comparez, sous ce point de vue, les peuples anciens les plus civilisés avec les peuples modernes qui le sont le moins en Europe, et vous verrez que le nombre des individus qui participent aujourd'hui aux avantages de la société, est respectivement plus considérable qu'autrefois. L'abolition seule de l'esclavage ne met-elle pas entre eux une différence immense, quoiqu'elle n'ait pas été encore convenablement appréciée ?

Par l'effet de la civilisation, les moyens d'existence vont en se perfectionnant, se produisent avec moins de travail, peuvent se vendre, par conséquent, à un prix moins élevé, et sont enfin à la portée d'un plus grand nombre d'individus. Il en coûte d'autant moins pour être bien vêtu, bien logé, bien nourri chez un peuple, qu'il est réellement plus civilisé. On soutient tous les jours la proposition inverse ; mais le moindre examen peut suffire pour la démentir. La fortune d'un Roi d'un pays barbare assez étendu, ne suffirait pas pour se donner les commodités et les jouissances que peut se procurer un ouvrier de Londres avec le salaire de sa journée. Nous jouissons de tous ces bienfaits de la civilisation, sans reconnaissance comme sans attention; mais, pour peu que nous comparions un siècle avec celui qui le précède, nous nous convaincrons combien les conditions d'existence se multiplient pour toutes les classes, et avec quelle facilité on se procure des choses qui étaient, il y a cent ans, réservées aux Souverains seuls : tel est, en partie, le grand avantage des mécaniques, objet de mille déclamations absurdes de la part de la routine et des préjugés.

VI. La civilisation considérée sous son véritable point de vue, n'est que l'accroissement et le triomphe de l'industrie et de la paix, tandis que la barbarie ou l'état sauvage n'est que le triomphe de la force, de la violence et de la guerre. Or, qui peut méconnaître la différence d'action que ces deux circonstances majeures exercent sur la Santé publique. Ce caractère opposé distingue si bien la civilisation de la barbarie, que lorsque vous verrez un état quelconque soumis encore à l'empire de la force, ou dans lequel la loi d'industrie n'exerce pas son libre empire et son activité indépendante, vous pourrez assurer que ce pays présente encore des restes de barbarie, quelque civilisé qu'il paraisse d'ailleurs sous certains rapports, lors qu'il aurait, par exemple, d'excellens poètes, de grands musiciens, et même des savans dans tous les genres. Or, on ne peut pas contester que les peuples modernes ne soient beaucoup plus civilisés que les peuples anciens, et que la civilisation n'ait fait et ne fasse encore les plus grands progrès.

VII. On ne saurait imaginer combien de temps, de lumières et de civilisation, il a fallu pour trouver et établir les améliorations les plus simples et les plus importantes de la vie physique. On n'a qu'à rappeler ici le pavage des rues, leur éclairage, les mesures de police pour la sûreté des villes, le chauffage dans les maisons par des cheminées convenablement construites, les soins de propreté, les précautions sanitaires pour écarter les maladies contagieuses, et mille autres choses de ce genre. Toutes ces découvertes n'ont été faites que dans des temps peu éloignés de nous, et chaque jour elles se perfectionnent sous nos yeux. On voit donc que quelque simples que paraissent ces découvertes, elles sont liées à un perfectionnement très-avancé de civilisation.

VIII. Parmi les conditions de l'existence physique, il faut ranger l'exercice des facultés intellectuelles, qu'à tort l'on a regardé, au contraire, comme une des causes les plus puissantes de dégradation, soit d'une manière absolue et générale (J.-J. Rousseau), soit d'une manière relative, par les excès que l'étude de Sciences et des Arts entraîne si aisément pour ceux qui les cultivent. La vie se maintient, se raffermit et s'étend par l'action de tous les organes. Or, le cerveau est celui de tous, dont l'irradiation toujours renouvelée, est le plus nécessaire à l'entretien de la vie. Cela est vrai, surtout par rapport à l'homme, dont toutes les fonctions sont si étroitement liées à l'influence nerveuse en général, et à celle du cerveau en particulier. Une Femme de beaucoup d'esprit a exprimé une vérité hygiénique, quand elle a dit que l'on meurt de bêtise. L'action cérébrale, par l'exercice des facultés intellectuelles, est presque aussi nécessaire à l'entretien de la vie de l'homme, que l'exercice des muscles. On a prouvé dans ces derniers temps, contradictoirement à toutes les déclamations opposées, que la vie probable des savans est plus longue que celle des hommes qui ne cultivent pas leur intelligence : on a pris au hasard 152 savans, moitié de l'Académie des Sciences, et moitié de celle des Belles-Lettres, et le calcul des années vécues par eux, a donné un total de 10,511 ans, ce qui ferait par conséquent 69 ans et un peu plus de deux mois pour chacun. M. Brunaud a fait un tableau comparatif de l'âge des hommes qui, dans différens climats, se sont illustrés par la culture des sciences et des lettres, et il a montré qu'ils arrivent en général à un âge avancé (1). Les philosophes anciens et modernes sont parvenus à une longue vieillesse, surtout ceux, parmi les anciens, qui appartenaient à la secte des Stoïciens et à celle des Pythagoriciens, qui prêchaient la modération et l'empire de la force morale.

Si le moral profite des forces du physique, on peut dire que le physique à son tour profite de celles du moral, et que la somme totale des forces vitales est augmentée

(1) *De l'Hygiène des gens de lettres*, pag. 490.

par l'exercice de l'intelligence (1). Sous ce rapport, l'on peut admettre en quelque sorte l'opinion, d'ailleurs hypothétique, du célèbre Stahl, qui croyait que nous vivions par le même principe qui nous fait penser. La culture des Lettres, considérée non dans quelques individus qui en usent ou en abusent, mais dans les masses, peut donc être regardée comme une source de vie autant que de jouissance. C'est elle qui corrige une nation des excès de table et de toute espèce de débauche, comme le prouve l'histoire des progrès de la civilisation. C'est elle qui diminue ces passions haineuses, source de querelles destructives, chez les peuples sauvages ou même chez les nations peu civilisées ou dans les classes peu éclairées.

Lorsque Rousseau a dit que l'homme qui

---

(1) Hufeland; l'*Art de prolonger la vie de l'homme*, pag. 96, 155, 434.

pense, était un animal dépravé, il a émis la plus grande absurdité que pût se permettre un si beau génie. La pensée est dans la nature même de l'homme; c'est une des fonctions et par conséquent une des conditions de son existence. Nous ne considérons point ici les avantages indirects que la culture de l'intelligence apporte dans l'existence humaine par les Sciences et les Arts, ainsi que nous l'avons déjà indiqué.

IX. Il y a un tel rapport entre les causes naturelles de la santé et la santé elle-même, que l'on peut toujours acquérir une connaissance exacte de l'une par celle des autres, et que l'on pourrait décider *à priori*, d'une manière positive, la question qui nous occupe, lors même que nous serions privé des moyens directs d'examen dont nous nous servirons bientôt. Ainsi donc, lorsque vous verrez qu'un pays est malsain ou mal cultivé, ou qu'il a peu de relations commerciales par position ou par préjugé, vous pourrez affirmer en général et sans crainte d'erreur, qu'il n'a qu'une population bornée, pauvre, rabougrie et malade. Cette règle ne vous trompera guère : elle s'applique aux divers pays de la terre, aux diverses époques de l'histoire, aux différentes classes de la société. D'après ce principe incontestable, vous convaincrez d'erreur une foule d'opinions accréditées, comme par exemple, la population exagérée de plusieurs peuples anciens peu civilisés, celle des régions du Nord, que l'on a ridiculement appelées *la fabrique du genre humain ;* vous pourrez savoir, beaucoup mieux qu'on ne l'a fait jusqu'ici, d'après les fausses données fournies par les historiens, si les anciens temps l'emportent sur les temps modernes, en force nationale, en population, en bonheur et en liberté réelle : ce ne sera pas sans doute la première fois que les lumières de la médecine philosophique seront les sources les plus pures des plus importantes vérités.

X. Non-seulement les causes d'amélioration physique augmentent par l'influence d'une civilisation croissante, mais toutes les causes de destruction vont en diminuant, par cette même influence. Parmi ces causes, une des plus actives a été sans doute les famines. La population d'un pays s'élevant toujours au niveau habituel des subsistances, il en résulte que, dès que par le fait des variations notables de température, les blés et autres grains manquent une année ou deux, il y a famine. Ces famines immolent non-seulement un grand nombre d'individus, d'une manière directe; mais encore elles sont la cause indirecte d'une foule de maladies épidémiques plus ou moins meurtrières, de maladies sporadiques multipliées, et d'un affaiblissement profond et constant de la Santé publique, qui porte surtout sur les classes les plus pauvres et les plus nombreuses de la société. Car, règle générale, toute population mal nourrie, est faible et exposée aux maladies.

Or, l'histoire montre que les famines étaient beaucoup plus fréquentes chez les peuples anciens, même les plus civilisés, que chez les peuples modernes; que, chez les uns et les autres, elles vont en diminuant par les progrès de la civilisation; elles sont encore très-communes chez les nations sauvages ou peu civilisées. Cet avantage incontestable, tient à l'étendue et à la facilité des relations commerciales, qui font que lorsque le blé manque dans un pays, l'on va en chercher dans un autre plus ou moins éloigné. Je le demande, les anciens auraient-ils pu concevoir que Lutèce ou des villes plus reculées encore dans le Nord, pussent être alimentées par les blés d'Odessa? Ainsi donc, les craintes de la famine sont d'autant moins grandes pour un peuple, qu'il a un commerce plus étendu et qu'il est plus civilisé. Cette même circonstance s'oppose à tout monopole des grains, et maintient leur prix à un taux beaucoup plus modéré, et surtout beaucoup plus constant, ce qui est d'une très-grande importance. Car, lorsque les récoltes sont livrées dans un pays à toutes leurs variations naturelles, il doit se faire accidentellement beaucoup de mariages, beaucoup d'enfans dans les bonnes récoltes, comme l'ont prouvé Smith, M. Say et plusieurs observateurs des mouvemens de la population. Or, tous ces enfans périssent ou entrent en souffrance, à la moindre variation dans les récoltes. C'est ce que l'on voit d'une manière effrayante, dans les pays barbares, quelque fertiles qu'ils soient.

L'on a enfin multiplié les grains nourriciers : on a acquis la pomme de terre qui croît si rapidement. L'on a fait servir les grains à divers usages étrangers à la nourriture, et l'on peut dans les cas de besoin les rappeler à cette destination primitive : on a toujours ainsi une quantité de grains disponible pour les temps de disette.

XI. Les guerres sont éminemment destructives chez les nations sauvages ; elles ne tendent à rien moins qu'à la destruction complète de l'une des deux peuplades, et quelquefois de toutes les deux. A mesure que les sauvages se civilisent, les guerres deviennent moins féroces ; le sauvage ne dévore plus son ennemi ou ne le tue plus, il le fait esclave. L'esclavage lui-même a été aboli par l'influence d'une civilisation croissante, et surtout par l'influence du Christianisme, qui lui-même, j'ose le dire, est la civilisation par excellence, la civilisation descendue du Ciel, telle que l'a manifestée par une révélation expresse l'Auteur même de la nature, de la société et de la raison (1). Or, cette révolution a établi l'amé-

(1) Voy. l'ouvrage d'Édouard Ryan, intitulé : *Bienfaits du Christianisme ou Histoire des effets de la Religion sur le genre humain, chez les peuples anciens et modernes, barbares et civilisés.* L'esprit du Christianisme, dans ses rapports avec l'humanité, a été souvent méconnu par ses défenseurs, plus souvent encore par ses ennemis. Comme la Nature, le Christianisme renferme une foule de bienfaits cachés pour les temps les plus reculés, et il est aussi étendu, aussi infini qu'elle-même, et que le sublime Auteur de l'une et de l'autre. Le Christianisme seul est la Religion de l'homme ; toutes les autres Religions sont celles de tel ou tel peuple, de telle ou telle époque de l'Histoire de son développement progressif ou de ses erreurs, de tels ou tels intérêts, etc. C'est surtout par cet esprit général et abstrait qu'il se sépare de tous les intérêts, de toutes les idées du *temps*, et qu'il montre qu'il émane du principe de l'éternité même. Telle est l'idée que nous avons essayé de don-

lioration la plus grande qui distingue les temps modernes des temps anciens.

A mesure que la civilisation fait des progrès, les guerres deviennent moins fréquentes et moins meurtrières, absorbent une moins grande quantité respective d'hommes, se font avec plus de moyens de salubrité et de conservation pour les troupes. Les guerres même peuvent servir la cause de la civilisation, et de l'amélioration de l'espèce, chez les nations civilisées; et si c'en était ici le lieu, je montrerai l'heureuse influence des conquêtes d'Alexandre, de celle des Romains, des Arabes, des Croisés, etc.; mais les considérations de ce genre sembleraient

---

ner de l'esprit du Christianisme dans les Notes que nous avons ajoutées à la Lettre de Cabanis *sur les Causes premières*, pag. 92, note 6; pag. 95, note 4; pag. 98, note 7. Le Christianisme a eu une influence d'autant plus avantageuse et puissante sur les intérêts de ce monde, qu'elle a été moins directe, et que ce n'est qu'en changeant l'homme lui-même sur lequel il a toute action, qu'il a tout changé.

trop m'écarter d'un sujet qui embrasse la connaissance de l'homme tout entier, et qui me jette comme malgré moi, dans des considérations d'une hauteur qui étonne mon courage, et que je ne puis que mesurer de loin.

On a dit que l'inégalité des fortunes tendait à dégrader le physique, par les excès pour les uns, par la misère pour les autres, et que l'inégalité des fortunes allait en augmentant par les progrès même de la civilisation. Mais cette dernière proposition est fausse : la civilisation, au contraire, tend en se perfectionnant, à ramener une plus grande égalité dans la distribution des fortunes, ou si elle permet ou favorise certaines inégalités d'ailleurs naturelles, c'est pour l'avantage de l'industrie et de la prospérité publique. Il est incontestable que l'inégalité la plus grande existe dans les peuplades sauvages, et existait chez les nations anciennes même civilisées, entre le fort et le faible ; le maître et l'esclave, l'homme et la femme, le père et l'enfant, etc.; et que, au contraire, la plus grande égalité qui ait jamais existé, règne chez les nations modernes.

On insiste encore, on dit que les peuples civilisés sont amollis par le repos, ou énervés par les excès. Mais ce reproche serait beaucoup plus exact, s'il était dirigé contre les Sauvages qui se livrent à des fatigues désordonnées, ou à une apathie absolue; il est encore vrai pour les classes les plus pauvres de la société, pour les mendians, et même pour les classes très-laborieuses qui sont un peu au-dessus de ce misérable état. Ce sont les classes les plus éclairées, comme les classes industrieuses, qui jouissent le mieux des avantages d'un travail et d'un repos bien ménagés.

On accuse la mollesse des mœurs d'énerver les forces : cela n'est vrai que pour un petit nombre d'individus, tandis que les masses profitent modérément de cette amélioration et en tirent des avantages incalculables. Les philosophes et les médecins semblent n'avoir eu le plus souvent en vue que le petit nombre d'individus capables d'admirer l'éloquence des uns, ou de payer les soins des autres. Ils ont fait comme la plupart des historiens: ils ne se sont presque jamais occupés des peuples et des masses.

C'est ainsi que lorsque l'on a tant déclamé contre l'usage du vin, des liqueurs, du café, etc., on n'a fait attention qu'aux abus que certains individus font d'une chose qui est éminemment utile à des masses entières : c'est comme si l'on blâmait l'usage du fer, parce que l'on peut s'en servir pour se blesser.

SECTION DEUXIÈME.

Examen de la Question par les méthodes directes.

Nous avons montré par l'examen des Causes que la Santé publique augmentait par l'influence de la civilisation, nous allons maintenant établir la même proposition par des méthodes directes.

I. A mesure que la civilisation fait des progrès dans un pays, la mortalité va en diminuant : preuve incontestable que la santé des hommes s'améliore par les progrès même de la civilisation.

A Londres, au rapport d'Héberden, on comptait, en 1700, 1 mort sur 25 ; en 1750, 1 sur 21 ; en 1801, 1 sur 35, et depuis même 1 sur 38, c'est-à-dire, qu'il y a un bénéfice de 13 individus ou de la moitié.

Dans toute l'Angleterre prise en masse, on constate la même progression favorable. D'après les derniers calculs, il est mort dans la Grande-Bretagne de 1785 à 1789, 1 sur 43,6; de 1790 à 1794, 1 sur 44,7; de 1795 à 1799, 1 sur 46,5; de 1800 à 1804, 1 sur 47,4.

Dans l'Angleterre proprement dite, il est mort, en 1780, 1 sur 40; en 1790, 1 sur 45; en 1800, 1 sur 47; en 1810, 1 sur 50. Dans l'espace de trente ans, la mortalité a donc diminué d'un quart, ce qui est vraiment prodigieux, et s'explique par les améliorations rapides qui ont eu lieu dans l'état social, durant ces trente dernières années.

Héberden a trouvé qu'à Londres dans les cinquante premières années du dix-huitième siècle, le rapport des morts aux naissances était de 3 à 2, et que, dans l'autre moitié, elle a diminué jusqu'à devenir comme 5 est à 4. Depuis 1800, il y a moins de morts que de naissances, le rapport est de 12 sur 15, c'est surtout dans les enfans au-dessous de deux ans, que la mortalité est devenue moindre. A la maison des Orphelins il en est mort depuis 1770, au lieu d'un quart, seulement un sixième. Dans un établissement qui se trouve à Londres, Brownlord-street, le nombre de ceux qui meurent dans les trois premières semaines, n'est plus que de 1 sur 19, au lieu de 1 sur 15. Il en résulte, il est vrai, qu'il meurt plus d'enfans de 2 à 10 ans et au-dessus, une partie de ceux qu'on a sauvés dans un âge plus tendre venant à succomber plus tard; mais il y a toujours tendance marquée vers une amélioration.

En Suède, la mortalité moyenne de vingt années finissant en 1795, a été de 1 sur 37, au lieu d'être de 1 sur 35, comme dans les vingt années précédentes. Cette amélioration est d'autant plus grande, que, dans ces vingt dernières années finissant en 1795, il n'y a pas eu augmentation de naissances, et que, dès-lors, les individus ont dû vivre davantage qu'auparavant; en outre, il y a eu une mortalité extraordinaire en 1789.

En France, en 1780, il mourait tous les ans un individu sur 30 ; maintenant, en 1825, il n'en meurt qu'un sur 39, c'est-à-dire, presque un quart de moins. Le rapport des naissances est diminué en raison de la diminution des morts: on en comptait autrefois une sur 23 individus, on n'en compte plus aujourd'hui qu'une sur 30. Le nombre des mariages a diminué en même temps que la mortalité. On comptait autrefois un mariage sur cent onze personnes, aujourd'hui on en compte un pour cent trente-cinq. La fécondité n'a pas changé ; on compte quatre enfans par mariage. Si donc la population augmente, les naissances et les mariages n'augmentant pas, ou même diminuant, il faut que les individus vivent plus qu'autrefois, et par conséquent qu'ils soient plus sains et plus forts.

Nous observerons que la proportion d'amélioration est plus avantageuse qu'elle ne le paraît par le calcul que nous venons d'établir, le nombre des enfans-trouvés étant aujourd'hui trois fois plus considérable qu'en 1780, et la mortalité étant très-forte pour les enfans de ce genre, ce qui prend une grande somme des morts. En effet, en 1780, il y avait 20,480 enfans naturels; en 1825, il y en avait 65,760.

Sur cent enfans qui naissaient, il en mourait cinquante dans les deux premières années, tandis qu'aujourd'hui on n'en voit plus succomber que 38,3, ce qui donne un bénéfice de près de 12 enfans, ou d'un quart sur cent individus nés en même temps. Il en mourait 55 avant 10 ans; aujourd'hui il n'en meurt que 43,7, ce qui fait un bénéfice de de 12 individus ou plus d'un cinquième. Sur le même nombre, on ne comptait que 21,5 d'hommes qui arrivassent à 50 ans ; 32,5 parviennent maintenant à cet âge, c'est-à-dire, qu'il y en a 11 de plus ; 15 sur 100 seulement atteignaient l'âge de 60 ans, aujourd'hui sur le même nombre 24 individus arrivent à cet âge (1).

M. Villermé a établi que la mortalité générale actuelle dans Paris, est de 1 habitant sur 32 6|20 ; au dix-septième siècle, elle était de 1 sur 25 ou 26 ; au quatorzième siècle, d'après des données fournies par un manuscrit de cette époque, elle était de 1 sur 16 à 17, c'est-à-dire, que la vie commune a doublé depuis le quinzième siècle jusqu'à aujourd'hui. Autrefois, le nombre des morts l'emportait sur celui des naissances, aujour-

(1) Ces détails intéressans sont tirés d'un Mémoire de M. Bénoiston de Chateauneuf.

d'hui, c'est le nombre des naissances qui l'emporte sur celui des morts.

En 1780, la mortalité était pour tout le Royaume en masse de 1 sur 29 2|5; en 1802, elle était de 1 sur environ 30, et actuellement elle n'est que de 1 sur plus de 39, c'est-à-dire, qu'elle a diminué d'un tiers dans ce court espace.

C'est un fait constaté par tous ceux qui s'occupent d'arithmétique politique, que sur un nombre égal d'enfans, pris dans la classe aisée et dans la classe indigente, il en meurt dans la seconde une fois plus que dans la première. La mortalité des enfans dans les hospices d'enfans-trouvés est effrayante, et beaucoup plus considérable que celle qui a lieu pour les enfans élevés par leurs parens. En effet, sir John Baquare, dans un Rapport fait en 1791, au Parlement d'Irlande sur la maison des enfans-trouvés de Dublin, montra que sur 19,420 enfans qu'on y avait reçus en vingt ans, il y en avait 17,440 dont on ne pouvait rendre compte ; sur 7,650 reçus de 1781 à 1784, 2,944 étaient morts quinze jours après leur entrée; 2,180 avaient été admis en 1790, et 187 seulement avaient atteint l'âge d'un an. De 1798 à 1805, on y en a reçu 12,786 autres, dont il ne restait cinq ans après que 135.

L'hôpital de Londres n'offre guère plus d'avantage; la mortalité y a cependant baissé de 1 sur 7 à 1 sur 12 par an.

Pétersbourg et Moscou n'ont pas à se glorifier du même progrès ; l'hôpital de Moscou ayant reçu en vingt ans, 37,607 enfans, il n'en est resté que 1,020, et celui de la Capitale en a perdu un tiers sur 3,680.

M. Villermé a constaté que la mortalité est beaucoup plus considérable pour les habitans des quartiers pauvres de Paris, que pour ceux des quartiers riches. En comparant la mortalité du douzième arrondissement municipal de cètte ville, où il y a le plus de pauvres, au premier, où il y a le plus de riches, il a vu que sur un nombre donné d'habitans, 50 meurent du 1.er arrondissement, et 100 du 12.e (1); ce qui montre,

---

(1) La mortalité a été en 1811 :

dans le *Premier* arrondissement, de	1	sur 62
Deuxième	1	— 60
Troisième	1	— 58
Quatrième	1	— 58
Cinquième	1	— 53
Sixième	1	— 54
Septième	1	— 52
Huitième	1	— 43
Neuvième	1	— 44
Dixième	1	— 50
Onzième	1	— 52
Douxième	1	— 43.

Mortalité moyenne dans Paris: 1 sur 51.

Cette grande *différence de mortalité selon les arrondissemens* serait déjà très-remarquable, même lorsqu'elle n'aurait eu lieu que pendant une seule année ; mais *elle s'est trouvée toujours la même pendant cinq années,* malgré les variations survenues

contre toutes les déclamations journalières sur ce sujet, que la misère est la plus grande

---

dans la mortalité absolue. Il était donc important de découvrir à quelles causes on doit l'attribuer.

On a passé successivement en revue toutes les influences locales qu'indiquaient les principes le moins contestés de l'hygiène ; mais elles ne rendaient point raison de cette différence. En effet, les arrondissemens exposés au soleil levant ou abrités des vents du nord par les collines voisines, n'offrent pas une mortalité moindre que ceux qui se trouvent dans les circonstances opposées. Même remarque sous le rapport de la proximité ou de l'éloignement de la rivière : parmi les arrondissemens situés le long de la Seine, les uns présentent le maximum de mortalité, d'autres le minimum, d'autres enfin une mortalité moyenne. On accorde aussi généralement une grande importance à la nature de l'eau : à Paris, on fait usage 1.° de celle de la Seine, 2.° de celle de Ménilmontant, 3.° de celle d'Arceil ; la première est la plus légère et la plus salubre, la dernière passe pour la moins saine : mais ce serait en vain qu'on voudrait fonder là-dessus aucune distinction entre les différens arrondissemens sous le rapport de la mortalité.

Enfin une dernière cause qu'on aurait pu regarder

cause de mortalité; que les classes aisées sont beaucoup plus heureuses que les clas-

---

comme plus certainement influente, c'est la capacité d'air, ou l'entassement plus ou moins grand des habitans. Pour savoir au juste jusqu'à quel point les effets en sont sensibles, M. Villermé a calculé en mètres carrés l'espace qu'occupe, terme moyen, chaque individu. Les différences à cet égard sont très-grandes. Pour ne donner que les extrêmes, les trois arrondissemens les plus favorisés sont le 1.er, le 8.e et le 12.e: dans le *premier* arrondissement, l'espace moyen occupé par chaque individu est de . . 65 mètres carrés.
dans le *huitième*, de 48
dans le *douzième*, de 36

Les trois arrondissemens où les habitans vivent le plus à l'étroit, sont le 6.e, le 7.e et le 4.e:
dans le *sixième* . . . . . 13 mètres par individu.
dans le *septième* 10
dans le *quatrième* . . . . 6 mètres et demi (précisément le dixième de l'espace qui est départi à chaque habitant du premier arrondissement).

Or ces trois derniers arrondissemens ne se trouvent pas parmi ceux où la mortalité est extrême; et il est même remarquable que le 4.e, où l'entassement est si considérable, est un des plus favorisés de tous. On ses pauvres, sous ce rapport, comme sous tous les autres. Cette proposition ne peut

---

met cependant d'ordinaire au rang des causes les plus puissantes de salubrité, l'habitation dans des appartemens vastes et bien aérés, le voisinage des places publiques, des promenades, des lieux découverts; et on s'appuie sur le même principe pour expliquer l'augmentation de mortalité dans les grandes villes. M. Villermé ne donne pas ses recherches comme une preuve qu'on a tort de considérer les choses sous ce point de vue; mais seulement il en tire la conséquence que les effets de cette cause puissante de salubrité sont modifiés par une influence plus puissante encore.

Quelle considération pourra donc conduire à trouver cette cause supérieure, cette influence qui masque toutes les autres? M. Villermé a constaté que *c'est le plus ou moins d'aisance des arrondissemens qui fait la différence;* car les faits analysés par ce médecin ont mis jusqu'à un certain point en évidence cette importante vérité, que quand on considère des masses de population, on trouve généralement un rapport assez exact entre la mortalité et le défaut de richesse. Dans ce nouveau travail, M. Villermé a cru pouvoir estimer l'indigence relative qui règne dans les divers arrondissemens, par le nomplus être contestée, que par le préjugé aveugle, ou par l'égoisme hypocrite des enfans gâtés de la civilisation. Il est donc évident, que plus les individus jouissent des bienfaits de la civilisation, plus ils vivent long-temps

---

bre de logemens non imposés qu'ils renferment. Or la proportion de ces logemens est :

Pour le *Premier* arrondissement de	11	sur 100.
Deuxième	7	— 100.
Troisième	11	— 100.
Quatrième	15	— 100.
Cinquième	22	— 100.
Sixième	21	— 100.
Septième	22	— 100.
Huitième	32	— 100.
Neuvième	31	— 100.
Dixième	23	— 100.
Onzième	19	— 100.
Douzième	38	— 100.

En comparant ce tableau à celui de la mortalité, on remarque, entre le nombre des habitans pauvres et l'excès de mortalité, un rapport presque parfait et qui paraît ne laisser lieu à aucun doute; car voici dans quel ordre les arrondissemens se rangent :

et ont une santé ferme. Dans les épidémies, la mortalité commence et finit toujours par les classes les plus pauvres de la société, et c'est sur elles qu'elle exerce le plus de rava-

---

POUR LA MORTALITÉ.	POUR L'INDIGENCE.
Douzième.	Douzième.
Huitième.	Huitième.
Neuvième.	Neuvième.
Dixième.	Dixième.
Septième.	Septième.
Onzième.	Cinquième.
Cinquième.	Sixième.
Sixième.	Onzième.
Quatrième.	Quatrième.
Troisième.	Troisième.
Deuxième.	Premier.
Premier.	Deuxième.

Une seule exception dans ces rapports (celle du onzième arrondissement) paraît assez forte pour faire naître quelque doute ; mais on peut l'attribuer à quelque cause encore inconnue, et qu'il serait important de pouvoir préciser : peut-être aussi doit-elle s'expliquer par l'imperfection même du mode d'évaluation employé.

ges. En général, il meurt plus d'hommes que de femmes, celles-ci faisant moins d'excès et s'exposant à moins de causes de destruction; cependant Buffon a constaté que, dans la plupart des campagnes, il meurt, au contraire, plus de femmes que d'hommes, à cause des travaux auxquels elles s'y livrent (1). Chez les Sauvages la mortalité des femmes est encore plus considérable. Buffon établit encore qu'il y a plus de vieillards à Paris que dans les campagnes : ce qui paraît prouver, dit-il, que les douceurs de la vie font beaucoup à sa durée, et que les gens de la campagne plus fatigués, plus mal nourris, périssent, en général, beaucoup plus tôt que ceux de la ville (2). Mais voici de nouveaux faits qui achèvent de démontrer que la mortalité est

---

(1) *Œuvres complètes de Buffon*, édit. publiée par Lacepède ; tom. V, pag. 516 et suiv.

(2) *Idem ;* pag. 526.

toujours en raison directe de la dégradation de civilisation, et de la misère.

Il meurt chaque année un cinquième ou un sixième de Nègres esclaves, c'est-à-dire, à peu près autant que la plus horrible peste pourrait en détruire (1).

Dans la Martinique et la Guadeloupe, les affranchis d'origine Africaine, fournissent 4 naissances sur 100, tandis que les esclaves en fournissent 2 seulement.

Les Africains libres qui servent dans les troupes Anglaises, ne perdent que 3 hommes 1|3 sur 100, tandis que les esclaves en perdent 17, c'est-à-dire, près de six fois plus.

Les esclaves d'Amérique, au lieu de s'entretenir ou même d'augmenter par les naissances, comme les autres populations, vont en diminuant, et ne se renouvellent que

(1) Hufeland; ouv. cit., pag. 121.

par de nouveaux achats. Les Colons comptent qu'un fonds d'esclaves, pour me servir de leur épouvantable expression, déchoit de cinq pour cent chaque année, ce qui oblige à acheter de nouveaux esclaves pour les recruter. Le dirai-je avec effroi, un haras de chevaux, un fonds de moutons ou de bœufs, n'éprouve pas une pareille mortalité, sans doute parce que ces animaux sont beaucoup mieux traités que nos semblables. Les quantités énormes d'esclaves vendus habituellement, lorsque ce commerce était permis, indiquaient la plus grande mortalité.

Il en est de même à Constantinople, et dans tous les pays où l'horrible coutume de l'esclavage existe encore. Il en était de même chez toutes les nations de l'antiquité; on a souvent vendu 10,000 esclaves dans un jour pour l'usage des Romains, à Délus en Cilicie (1).

---

(1) Strabon, liv. XIV.

Qu'on nous vante l'heureux état des Romains, leur tyrannique liberté et leur population toujours croissante. Quel peuple que celui dont la porte des maisons était gardée par un esclave enchaîné, dont les terres étaient cultivées par des esclaves enchaînés, dont les loisirs étaient amusés par les combats sanglans des esclaves gladiateurs! Faut-il s'étonner ensuite de la conduite de leurs Empereurs ? Devenus eux-mêmes esclaves, les Romains n'eurent pas le droit de se plaindre d'être traités comme tels, et l'Univers fut vengé.

Peut-on tirer de la plus grande mortalité des villes une objection réelle contre l'heureuse influence de la civilisation, qui multiplie de plus en plus leur nombre et leur extension ? Selon Price, la mortalité de la campagne est de 1|35, 1|40, 1|50 et même 1|100, celle des petites villes 1|25, 1|28, et celle des grandes villes 1|24 ou 1|20. Ces évaluations paraissent un peu vagues et exagérées, Graunt observa cependant qu'il mourait 1|12 de plus à la ville qu'à la campagne.

On a considéré cette question sous un point de vue trop circonscrit. On n'a pas voulu voir que les villes, il est vrai, tendaient à augmenter la mortalité; mais que, d'un autre côté, elles augmentent la population par les avantages qu'elles fournissent aux campagnes, au commerce et à la société tout entière. Aussi les pays qui ont les plus grandes villes, comme l'Angleterre, qui a plus de quarante villes de 10,000 habitans, offrent, il est vrai, plus de mortalité, mais, en même temps, plus de naissances dans la campagne, parce que ce sont les villes qui font vivre les hameaux. Supposez une population dispersée dans des habitations éparses sur un sol, vous n'aurez ni arts, ni commerce, ni force publique. Cette population sera pauvre, peu nombreuse, et retombera bientôt dans l'état sauvage. La salubrité des villes augmente tous les jours, et c'est d'ailleurs, dans les villes seules que se forment les sciences, les arts manufacturiers, les lumières et les libertés publiques, toutes circonstances si favorables à la santé !

En exagérant tant qu'on voudra l'insalubrité des grandes villes, on ne donnera pas plus de force à l'argument; il en est de cette circonstance, comme des professions insalubres que l'on voudrait à tort proscrire, et qui sont propres à augmenter la vie générale d'une population, dès qu'elles sont utiles ou indispensables à la société. C'est encore ainsi que s'évanouissent les déclamations contre le travail des mines, contre l'or et l'argent, etc.

II. On entend par *vie probable*, l'âge auquel parvient la moitié de ceux qui naissent. Or, la vie probable va en augmentant selon les progrès de la civilisation.

A Genève, dans le seizième siècle, la vie probable n'était que de 4,883, ou un peu moins de 4 ans 9|10.

Dans le dix-septième siècle, elle était de 11,607, un peu plus de 11 ans 1|2.

Dans le dix-huitième siècle, elle s'était accrue jusqu'à 27,183, environ 27 ans 1|5.

Ainsi, dans l'espace de 300 ans seulement, la vie probable de l'homme est devenue cinq fois plus grande. Il est donc évident que les hommes en masse sont devenus cinq fois plus vivaces et plus sains qu'ils ne l'étaient dans le seizième siècle; et observez que, dans ce seizième siècle, il y avait eu déjà de grandes améliorations dans la Santé publique, comparativement à ce qu'elle devait être dans le quatorzième, et surtout dans les onzième et neuvième siècles, et dans des temps encore plus reculés.

Je veux que l'augmentation de la vie probable ne soit pas aussi considérable dans les autres pays qu'à Genève, toujours est-il certain qu'elle l'est encore beaucoup, et beaucoup plus qu'on ne l'aurait jamais imaginé.

Voici la table des probabilités de la vie humaine chez les Romains, dans le troisième siècle de l'ère chrétienne, table calcuculée par Domitianus Ulpianus, premier ministre d'Alexandre Sévère, et rapportée d'après Emilius Macer.

De 0 à 20 ans, 30 ans,
De 20 à 25 — 28.
De 25 à 30 — 25.
De 30 à 35 — 22.
De 35 à 40 — 20.
De 40 à 45 — 18.
De 45 à 30 — 13.
De 50 à 55 — 9.
De 55 à 60 — 7.
De 60 à 65 — 5.

Cette table a été tracée d'après celles de recensement (*tabulæ censuales*) et les registres de puberté, de virilité, de décès, par âges, par sexes, nature des maladies, etc., tenus, dit-on, par les Censeurs, avec une rigoureuse exactitude, depuis Servius Tullius jusqu'à Justinien, ce qui comprend dix siècles consécutifs. D'après ces 1,000 ans d'observation, terme plus que suffisant pour l'établir, Ulpius fixe la vie moyenne de ce temps à trente années.

Il est digne de remarque que les registres de la mortalité de Florence, démontrent qu'elle est encore la même dans la Capitale de la Toscane. Nous voyons donc que les Romains ne jouissaient pas d'une meilleure santé que les peuples modernes. J'ajoute même que la mortalité des Romains me paraît plus considérable que celle des peuples modernes, les tables romaines ne tenant pas compte des esclaves, et ceux-ci prenant un grand nombre de morts, qui, chez les nations modernes, portent sur les classes pauvres de la société, que les esclaves des anciens représentent. Pour avoir une comparaison exacte, il faudrait ne prendre que la mortalité des classes aisées, comme, par exemple, de celles qui paient une imposition quelconque.

Robertson pense que la vie est plus courte chez les peuples sauvages que chez les peuples civilisés, et le P. Fauque, qui avait beaucoup vécu avec eux, dit que, dans ses voyages, il a découvert à peine un vieillard; Raynal s'exprime à peu près de la même manière sur les sauvages du Canada: observation que Cook et La Peyrouse ont encore confirmée à la côte nord-ouest de l'Amérique. Mungo Park a vu que la longévité était très-rare chez les Nègres; Bruce dit la même chose des Abyssiniens.

III. On entend par *vie moyenne* la somme

totale des années vécues par un nombre donné d'individus et partagée entre chacun d'eux d'une manière égale.

Dans la ville de Genève, la vie moyenne pour les enfans nouveau-nés, était de 18,511, environ 18 ans, dans le seizième siècle. Dans le dix-septième, elle monta à 23,358, à 23 ans 4 mois. Dans le milieu du dix-huitième, elle s'éleva à 32,295, ou 32 ans 2 mois.

Rien ne prouve davantage que la Santé publique va en s'améliorant, et que l'amélioration est très-considérable, puisqu'elle n'est rien moins que du double.

M. Villermé a constaté que sur un nombre donné de personnes d'âge semblable, il y a beaucoup plus de chances de longévité pour celles qui sont dans l'aisance. C'est sur des populations de 2,000, de 4,000, de 10,000, de 50,000, de 200,000, de 400,000 habitans, dont l'aisance ou la pauvreté générale est bien connue, et sur le nombre de leurs décès annuels, que M. Villermé appuie cette assertion. Il fait voir en opposant entre eux les résultats offerts par plusieurs millions d'habitans, distribués dans diverses parties de la France, que dans les départemens riches du Royaume, la vie commune est, terme moyen, plus longue de douze ans et six mois que dans les départemens pauvres, et que, dans Paris, il y a tels quartiers, telles rues, où, selon que leurs habitans sont généralement riches, ou bien généralement dans la misère, la vie moyenne est de plus de quarante-deux ans, ou au-dessous de vingt-quatre.

M. Villermé a joint à son travail les résultats qu'on observe dans plusieurs prisons: il prouve que, dans ces établissemens, la mortalité est toujours en sens inverse du soin avec lequel on les tient, et de la fortune des détenus. Il cite même un dépôt de mendicité, celui de Saint-Denis, où si les nombres qu'il donne sont exacts, il y a pour chaque année 1 décès sur 3, 45|100 ; et, chose remarquable, les vieillards et les infirmes qu'on retire de ce dépôt, pour les transférer à Villers-Coterets, ne succombent plus que dans la proportion de 1 sur 6.

M. Villermé a passé en revue année par année, d'une part, les grands événemens soit politiques, soit moraux, soit physiques ; et de l'autre, leurs effets sur la population de Paris. La conclusion de ces recherches est que, toutes les fois que le peuple vient à souffrir, quelles qu'en soient les causes, le nombre des morts augmente, celui des naissances diminue, et la durée moyenne de la vie devient plus courte ; toutes les fois, au contraire, que le peuple est heureux, le nombre des décès diminue, celui des naissances augmente, et la durée de la vie s'accroît.

IV. Une des meilleures preuves de l'heureuse influence de la civilisation sur la Santé publique est l'augmentation de la population, qui est toujours proportionnée à la civilisation même. Car, il est facile de voir que le nombre des hommes ne peut augmenter, que lorsque les circonstances les plus favorables à leur perfectionnement physique ont lieu. Toute population qui va en augmentant, s'améliore sous le rapport de la santé individuelle et générale ; au contraire, toute population qui diminue, va en se dégradant sous l'un et l'autre rapport, et les variations de la population répondent à des variations dans les causes favorables ou défavorables à la Santé publique. Les mêmes causes qui président à la propagation et à la multiplication de l'espèce, président à l'augmentation de la force individuelle: l'une n'est même que la conséquence de l'autre. Le nombre des mariages, leur fécondité et la santé constante des enfans ou le nombre des enfans qui arrivent à l'âge adulte, tout cela dérive de la force des parens, des moyens d'existence et de tous les secours de salubrité générale et privée. Or, il est démontré que la population des nations sauvages est très-limitée; que celle des pays civilisés, au contraire, est très-étendue, et qu'elle augmente toujours, selon les degrés même de la civilisation.

Arrêtons-nous quelques instans pour établir les lois générales que l'observation constate sur la marche et les mouvemens de la population. Ces principes sont d'autant plus importans à signaler, qu'ils sont souvent opposés à toutes les idées vulgaires, et qu'ils éclairent les problèmes les plus compliqués de la question qui nous occupe (1).

Les germes de reproduction, considérés en

---

(1) Voy. le Discours de M. Prunelle : *De l'action de la Médecine sur la population des États*, placé en tête du I.er volume de la *Revue médicale*.

eux-mêmes, sont presque illimités pour l'homme, comme pour les animaux et pour toutes les plantes. L'homme, comme toutes les autres espèces vivantes, s'accroîtrait donc sans cesse et avec rapidité, si les moyens d'existence augmentaient comme les consommateurs eux-mêmes.

Ce qui limite la population d'un pays, ce sont les limites même des moyens d'existence: la population est toujours proportionnée au nombre et à l'état de ces moyens.

Il n'y a que ce qui change les moyens de subsistance, qui fasse varier véritablement la population.

Les guerres, la famine et d'autres fléaux, quelque funestes qu'ils soient en eux-mêmes, ne font pas varier la population d'une manière permanente, pourvu que ces causes de destruction ne soient pas constantes elles-mêmes, ou ne dépassent pas certaines bornes.

Tout individu qui ne peut pas être nourri

ou qui l'est mal, devient surnuméraire en quelque sorte, et meurt bientôt, de quelque manière que ce soit.

Un enfant qui meurt en bas âge, est un capital improductif ou perdu; un homme adulte nourrit par son travail plus que lui-même, de manière qu'il faut calculer pour la mort d'un enfant en bas âge, sa perte individuelle, plus la perte de la subsistance consommée par lui au détriment de celui auquel elle aurait mieux profité. Les enfans qui meurent de bonne heure, sont les embarras les plus grands qui arrêtent la marche progressive de la population. Ce n'est pas le nombre des enfans qui naissent qui augmente la population, mais bien le nombre de ceux qui arrivent à l'âge adulte.

Les pauvres font beaucoup plus d'enfans que les riches; mais, en dernière analyse, ceux-ci en élèvent un plus grand nombre. M. Villermé a vu qu'il y a une naissance annuelle sur plus de 32 personnes du premier arrondissement de Paris, et peut-être sur 20 à peu près du douzième, et cependant il n'y a pas proportionnellement plus d'enfans de o d'âge à 4 ans, dans ce dernier que dans le premier : preuve que les pauvres produisent plus d'enfans que les riches, mais les conservent moins.

Toutes les variations des conditions d'existence morales ou physiques, privées ou publiques, quand ces variations sont permanentes, font varier d'autant la population.

Nous allons parcourir les différentes régions de la terre, et montrer que, depuis que l'on fait des dénombremens exacts, on voit augmenter la population, selon les progrès de la civilisation. Les données que nous allons indiquer, ne sont pas toutes rigoureusement exactes, mais elles ont des résultats si fortement prononcés, elles sont si multipliées et si concordantes entre elles, quoique recueillies dans des pays distincts et par des hommes différens, que l'on ne peut nullement contester la conséquence générale qu'elles fournissent : nous allons commencer par la France.

La population de la France était en 1700, d'environ 19,000,000; elle fut estimée par Necker en 1785, à 24,800,000 âmes, mais il exprime cependant la ferme persuasion qu'elle s'élevait à 26,000,000 ; et dix ans plus tard, l'Assemblée nationale obtint par un dénombrement, 26,363,074 âmes.

En l'an VI de la République, le résultat du bureau du Cadastre donne la population totale de 26,042,254 âmes, et par lieue carrée 1,020, tandis qu'il y avait 916 individus par lieue carrée lors du dénombrement fait par Necker en 1785.

En l'an VII, Depère portait la population

de l'ancienne France à 28,810,694, et 1101 individus par lieue carrée.

En l'an IX et X, à peu près même population, 1014 individus 67|87 par lieue carrée.

D'après ces données, la lieue carrée renfermait 916 individus en 1785, et en 1800 (an IX et X) 1014, 67|87; il y a eu, par conséquent, augmentation de 99 habitans par lieue carrée ou d'un neuvième environ, dans l'espace de quinze ans seulement.

Enfin, en 1819, la population était de 29,327,388, c'est-à-dire, qu'il y a eu une augmentation de 4,527,888 habitans dans 34 ans ou augmentation d'un sixième. En 1825, elle était de 30,400,000.

Si nous prenons le département de l'Hérault, pour choisir une exemple qui nous touche de plus près, nous verrons qu'en 1789 la population était de 274,476; en 1820, de 324,126, c'est-à-dire, qu'il y avait un surplus de 49,650 individus ou de près d'un sixième dans l'espace de 30 ans (1).

Nous avons pris à dessein un temps bien connu, pour mettre la proposition hors de toute contestation ; mais on peut se convaincre par les données même insuffisantes de l'histoire, que la population de la France a été en augmentant selon les progrès de la civilisation. Vous pouvez lire, sous ce rapport, l'*Histoire de Paris*, par Dulaure : vous y trouverez des renseignemens précieux, que vous pouvez appliquer à toutes les autres villes de France, à peu de chose près. Il nous suffira de remarquer ici, qu'en 1313, sous Philippe-le-Bel, époque où le Tiers-État commença à développer son activité industrielle et son influence politique, la population de Paris n'était que de 200,000 âmes, tandis qu'elle était de 575,471 en 1811.

---

(1) *Statistique du Département de l'Hérault*, par M. H. Creuzé de Lesser, pag. 180.

Voici le tableau des progrès de la population d'Angleterre, depuis 1688 jusqu'en 1822, en n'y comprenant que celle de l'Angleterre proprement dite et du pays de Galles, sans tenir compte de celle de l'Écosse et de l'Irlande.

En 1688	— —	—	5,300,000.
1766	— 17	ans après,	7,728,000.
1794	— 18	—	8,016,000.
1792	— 8	—	8,678,000.
1803	— 11	—	9,168,000.
1822	— 19	—	12,340,000.

Dans l'espace de 134 ans, la population a été de 5,300,000 à 12,320,000, c'est-à-dire, qu'elle a beaucoup plus que doublé.

La population totale des Trois États unis, en 1822, était de 21,500,000.

L'accroissement de la population d'Écosse depuis l'année 1735 où le docteur Webster en fit le recensement, est d'environ 260,000 âmes. Selon les comptes rendus dans la dernière estimation qui en a été faite, la population de l'Écosse s'élève à 1,590,000 ; par conséquent, l'accroissement qu'elle a reçu jusqu'en 1800, est de 320,000, c'est-à-dire, de près d'un cinquième.

La Norwège avait seulement 723,141 habitans, en 1769 ; en 1796, il y en avait 897,000 ; ce qui, sur une surface d'environ 13,000 lieues carrées, ne donne que 70 à 80 individus pour chacune : proportion bien différente de celle des autres pays d'Europe, et qui tient à la difficulté des moyens de subsistance. Dans ces derniers temps surtout, la population de ce pays a pris un essor plus marqué.

A l'époque où Cantz donnait le dénombrement de la Suède, c'est-à-dire, en 1751, la population n'était que de deux millions et demi (2,229,661).

En 1799, le professeur Nicander, successeur de Wargentin, porte la population à 3,043,731, c'est-à-dire, que, dans l'espace de 48 ans, la population a augmenté de 814,070.

La population de la Russie a augmenté considérablement, depuis que le Czar Pierre-le-Grand commença à civiliser ce pays, et elle augmente chaque jour de la manière la plus étonnante : ce qui tient à l'influence très-active de la civilisation, agissant sur un pays presque neuf, et où il y a tant de terrains incultes à faire valoir ou bien tant de places vides à remplir.

Les peuples d'Asie, soumis à la domination des Czars, après avoir langui pendant une longue suite de siècles, dans un état de population stationnaire, paraissent, en dernier lieu, avoir pris l'essor et s'accroître rapidement. Pallas observe que si l'on vient à réfléchir à l'état où se trouvait la Sibérie, il y a moins de deux cents ans, si l'on songe qu'alors elle n'était qu'un grand désert inconnu, moins peuplé que ceux de l'Amérique septentrionale, on ne pourra qu'être étonné de son état actuel.

La population du vieux Groënland est aujourd'hui de 3,586 habitans; depuis 1789, elle a augmenté de 714 individus (1).

La population du royaume de Naples, sous le règne d'Alphonse I.er en 1365, était de 1,597,376 âmes; elle alla en augmentant jusqu'en 1500, pendant la domination des Arragonais. Elle se trouva un peu diminuée sous le régime Autrichien; mais on la vit augmenter de plus en plus depuis l'occupation de Charles III. En 1766, elle était de 3,953,098; en 1775, de 4,935,381. La population s'est toujours accrue depuis cette

---

(1) *Revue encyclopéd.*; tom. IX, pag. 175.

époque ; et malgré l'intérêt qu'on avait à la cacher, on la portait en 1804, à 4.974.559. Ainsi donc, dans l'espace de 339 ans, la population qui était de 1,500,000 âmes, est montée à 4,900,000, c'est-à-dire, qu'elle a quadruplé (1).

En 1764, la population de tout le canton de Berne, y compris le pays de Vaud, était estimée de 336,689 âmes. En 1791, elle s'était accrue jusqu'au nombre de 414, 422. Ainsi, de 1764 à 1767, l'accroissement annuel de population fut de 2,000, et de 1778 à 1791, de 3,109 âmes. Il en a été de même dans toute la Suisse.

Dans les campagnes du Canton de Glaris, il y avait en 1701, 3,700 hommes; en 1771, 4,632, et en 1797, 6,502. Depuis cette épo-

(1) *Essai sur la population du royaume de Naples dans les temps passés et dans les temps présens*, par le Chevalier de Luca de Samuele Cagnazzy.

que, la population a été toujours en augmentant. Ainsi la population de ces campagnes a doublé dans moins de cent ans.

Si nous jetons un coup-d'œil sur l'Asie, nous verrons toujours les pays sauvages peu peuplés : la Chine, au contraire, un des pays les plus peuplés de la terre, est aussi celui dont la civilisation est la plus perfectionnée, du moins sous le rapport de la paix dont elle jouit au dedans et au dehors, et de la douceur des mœurs. D'après des données vagues sans doute, on suppose en Chine 18,000,000 d'âmes sur 163,000, ou selon d'autres 207,613 milles carrés. L'antique Indostan n'offre pas une moindre proportion d'habitans.

Aux États-Unis la population s'accroît avec une rapidité étonnante; l'on peut la comparer à la population des colonies Espagnoles, qui ont une marche bien différente: sorte d'expérience très-précieuse pour notre objet.

Le nombre des Colons qui s'établirent dans la Nouvelle-Angleterre en 1643, était de 2,100 individus; depuis, on a prouvé qu'il y eut plus de personnes qui quittèrent la Colonie, qu'il n'y en eut de nouvelles qui s'y établirent. En 1753, il y avait 1,051,000; en 1774, 3,026,678 (1); en 1790, 3,929,328; en 1800, 5,306,032; en 1810, 7,239,903, dont 1,191,364 esclaves; et en 1820, 9,637,999. L'accroissement de la population de 1700 à 1790, c'est-à-dire, en 90 ans, est de 1|33 pour 0|0 par an; de 1790 à 1810, de 3|10 ou 2|32 par an. Il paraît que la population a doublé à peu près tous les 25 ans.

Dans la Nouvelle-Jersey, la période de doublement de la population est de 22 ans.

---

(1) Selon le rapport du Gouverneur Pownel, l'estimation de 1774 est portée trop haut, et par conséquent le doublement en 15 ans exagéré; elle doit être réduite à 2,141,307.

Dans Rhode-Island, elle est encore plus courte.

Dans les établissemens de l'intérieur, où les habitans, livrés exclusivement à l'agriculture, ne connaissent pas le luxe, on croit que la population double en 15 années. Le long des côtes de la mer, qui ont été naturellement habitées les premières, la période de doublement est d'environ 35 ans, et dans quelques villes maritimes, la population est même stationnaire.

Cet accroissement prodigieux tient à l'influence d'une civilisation très-perfectionnée, agissant sur un pays entièrement neuf.

Selon Volney, la population actuelle de l'Amérique ne peut être portée qu'à 17,109,000, dont 3,794,000 de sauvages, qui occupent un terrain immense. Le Pérou avait 1,500,000 âmes en 1790, c'est-à-dire, 15 habitans par lieue carrée. Quoique cette population soit très-faible, il est à croire qu'elle est beaucoup plus considérable que ne l'était la population indigène, lors de la première découverte. Il paraît donc que la population de l'Amérique a de beaucoup augmenté de ce qu'elle était avant l'invasion des peuples d'Europe, et que ce pays a gagné par cette invasion même, malgré les résultats épouvantables dont elle a été suivie immédiatement, et qu'elle a gagné toujours par le fait des améliorations de la civilisation.

Observons que le Mexique et le Pérou, les deux seuls États d'Amérique qui présentassent, à l'époque de la découverte, quelques premiers essais de civilisation, étaient respectivement beaucoup plus peuplés que le reste de l'Amérique encore sauvage. La suite des temps montrera que, quelque funestes qu'aient été d'abord au Nouveau monde ses rapports avec l'Ancien, il en retirera à la fin des avantages incalculables.

A mesure que la civilisation décroît dans

un pays, la population diminue d'autant. La Turquie en offre l'exemple le plus frappant. Elle renferme les plus beaux pays de la terre, ceux qui étaient les plus peuplés, sous une civilisation avancée ; aujourd'hui, au contraire, la population va en décroissant, surtout depuis 40 ans, et à mesure que le gouvernement exige les mêmes tributs dont sa mauvaise administration diminue sans cesse les sources. Eton affirme que si les choses vont du même train, la population Turque doit s'éteindre dans l'espace d'un siècle.

La population de l'Espagne est évaluée à 11,000,000 selon Pinckerton, à 8,000,000 selon d'autres auteurs ; elle était de 24,000,000 au commencement du seizième siècle, sous Ferdinand et Isabelle (1). L'Espagne est peut-être le seul des États d'Europe, dont la

---

(1) Robertson : *Histoire de Charles-Quint* ; tom. I, pag. 8 de la *traduction in-4.°*

population ait été en diminuant depuis le quinzième siècle. Ce résultat si étonnant ne fait que confirmer tous nos principes, pour peu que l'on en recherche les causes.

L'Égypte, l'Asie mineure et la Grèce jadis si florissantes et si peuplées, le sont aujourd'hui beaucoup moins.

La plus grande partie de l'Italie et la Sicile ont une population moins riche que dans les temps de la République Romaine.

Les côtes d'Afrique sont moins peuplées qu'elles ne l'étaient, lorsque Carthage faisait un vaste commerce, ou que ces pays obéissaient aux Romains.

On a affirmé souvent que le monde était plus peuplé du temps de César, qu'il ne l'est aujourd'hui. Montesquieu a osé dire qu'il l'était alors trente fois plus qu'aujourd'hui(1);

---

(1) *Lettres persanes* CVIII — CXVIII.

mais il nous serait aisé de démontrer que ses calculs sont faux, exagérés, et que le monde pris en masse, est plus peuplé aujourd'hui que jamais.

Si nous voulions fixer l'époque où le monde en général, a été le moins peuplé, nous signalerions les cinquième et sixième siècles, depuis la mort de Théodose en 393, jusqu'à l'établissement des Lombards dans l'Italie en 571. L'Empire romain fut alors dévasté par les invasions des Barbares et par des fléaux de toute espèce. La société fut stationnaire jusqu'au onzième siècle : alors l'amélioration marcha progressivement d'une manière plus sensible jusqu'au quinzième siècle, où elle éclata sous des formes si prononcées et si terribles, et, dès cet instant, elle hâta sa marche à pas précipités jusqu'à nos jours.

V. La beauté des formes et des traits est en

rapport avec les progrès de la civilisation, toutes circonstances influentes étant égales d'ailleurs. On a vanté la taille et la régularité des formes des Sauvages. Elle est en général, il est vrai, svelte et bien prise; plus grande et plus forte chez ceux qui ont un sol arrosé et fertile, comme ceux du Ouabache; plus mince et plus courte chez ceux qui ont un mauvais sol, comme tous ceux du Nord, passé le 45.e degré. Mais si l'on ne voit jamais de bossus, ni de boiteux chez eux, il faut bien se garder de tirer de ce fait une conclusion, qui serait exacte s'il était question de peuples civilisés. Chez le plus grand nombre d'entre eux, on détruit les enfans qui présentent la moindre difformité, ou qui ne paraissent pas devoir être robustes; et ceux qui ont échappé à cette épreuve barbare, meurent bientôt par suite des fatigues même de la vie sauvage. Ces fatigues sont telles que pour peu qu'un individu ait une altération organique, ou une disposition vicieuse quelconque, il faut qu'il succombe; tandis que ce même individu peut très-bien vivre, à l'aide de tous les ménagemens de la vie civilisée. Une preuve de ce que nous avançons ici, c'est que dans les provinces du Nouveau monde, où l'établissement des Européens procure des moyens plus assurés de pourvoir à la subsistance, et où il n'est pas permis aux Sauvages d'attenter à la vie de leurs enfans, les Américains sont si loin d'être distingués par la régularité de leurs formes, qu'on soupçonnerait plutôt quelque imperfection dans leur race, en voyant le nombre extraordinaire d'individus qui y sont difformes, mutilés, aveugles, sourds, ou d'une petitesse monstrueuse (1).

Tous les peuples sauvages sont remarqua-

---

(1) Robertson; *Histoire de l'Amérique*, tom. II, pag. 250.

bles par leur laideur, et l'on peut même affirmer que leur laideur est toujours en rapport avec le degré de leur barbarie. Ainsi, les habitans de la terre de Van-Diémen sont les plus sauvages et les plus horribles des hommes. Leur constitution naturelle semble être essentiellement rachitique, leur taille ne dépasse pas cinq pieds, leur ventre est proéminent, leurs épaules sont relevées ; ils ont une tête grosse et des membres grêles et fluets ; leurs mâchoires très-avancées réduisent l'angle facial à 75 degrés, et par suite les dents y sont sensiblement proclives, principalement à la mâchoire supérieure ; le front fuyant en arrière, les ailes du nez largement relevées, les lèvres, surtout la supérieure, hideusement épaissies et proéminentes, formant une espèce de museau, donnent au visage la plus déplorable ressemblance avec celui des mandrills. Les borgnes sont très-fréquens chez ce peuple.

Ainsi, les formes humaines n'arrivent à leur plus haut degré de perfection, que dans la vie civilisée ; et quand l'homme se trouve placé dans les circonstances physiques et morales qui sont les conditions de son existence, alors seulement il prend les caractères extérieurs qui dénotent en lui le Roi de la terre. Son front se relève de plus en plus pour être le théâtre de ses nobles pensées, ses traits s'embellissent sous l'heureuse influence des émotions les plus douces ; tandis que, dans l'état de dégradation de la vie sauvage, ses traits se rapprochent de plus en plus de ceux de la brute; sa physionomie, naturellement stupide, ne s'ébranle que pour exprimer, dans toute leur laideur, les convulsions d'une rage féroce.

Dans tous les pays, les classes bien nourries, qui vivent dans l'aisance et le bonheur, se font remarquer par une beauté relative, très-supérieure à la laideur des classes misérables de ce même peuple. Au rapport de Volney, tandis que les Mamelouks jouissent de la santé la plus robuste et ont de belles formes, à l'aide d'une bonne nourriture et d'un régime bien entendu, les mendians du Caire ont des formes hideuses, et les enfans y ont un air misérable et avorté. « Ces petites créatures, dit-il, n'offrent nulle part ailleurs un extérieur si affligeant : l'œil creux, le teint have et bouffi, le ventre gonflé d'obstructions, les extrémités maigres et la peau jaunâtre; ils ont l'air de lutter sans cesse contre la mort. Il en périt une quantité incroyable, et cette ville possède plus qu'aucune Capitale, la funeste propriété d'engloutir la population (1). »

Volney remarque encore que, parmi les Arabes-Bédouins, les chaiks, c'est-à-dire, les

---

(1) *Voyage en Syrie et en Égypte ;* tom. I, pag. 223.

riches et leurs serviteurs sont toujours plus grands et plus charnus que le peuple. « J'en vis, dit-il, qui passaient cinq pieds six pouces, tandis que la taille générale n'est que de cinq pieds deux pouces (1). »

A mesure que les races se civilisent, leurs traits s'embellissent et s'approchent enfin du beau idéal de l'espèce humaine.

Chez quel peuple la figure humaine a-t-elle pris ses plus beaux caractères ? Dans quel heureux pays, dans quel siècle fortuné, l'homme s'est-il élevé à l'idée du beau idéal, en embellissant ou en réunissant les traits réels qui lui servaient de modèle ? N'est-ce pas dans la Grèce, à Athènes, dans le siècle de Périclès, que le génie des beaux-arts et de la civilisation a imité ou créé l'Apollon de Belvédère et la Vénus de Médicis ?

---

(1) *Idem*, pag. 359.

VI. La force du corps dépend de la nourriture abondante, substantielle et soutenue, de l'exercice bien conduit, et de toutes les autres conditions, auxquelles la vie est attachée. Or, la vie civilisée augmente très-certainement les moyens de nourriture, régularise l'exercice et toutes les autres conditions dont il s'agit. On sait combien le régime animal est propre à augmenter la force physique. Or, nul doute que, par les progrès de la civilisation, il n'y ait toujours un plus grand nombre d'individus qui mangent de la viande. Nos paysans, nos artisans, en mangent presque à tous leurs repas. Il n'en était pas ainsi dans un temps peu reculé de nous. Nos pères ont vu les différences les plus marquées à cet égard; et c'est souvent l'objet de leurs déclamations imprudentes, ou de leurs plaintes aveugles. On a calculé que les Anglais mangent l'un dans l'autre 160 livres de viande; en France on n'en mange que 16 livres. Qu'on n'attribue pas cette différence à la seule influence du climat, qui doit avoir ici sans doute sa part, ou aux habitudes nationales dont il faut tenir compte. Dans d'autres pays autant ou plus septentrionaux que l'Angleterre, on ne mange pas tant de viande. Cette même Angleterre n'en a pas toujours consommé autant, bien s'en faut. L'Irlande, pauvre et tourmentée par l'intolérance anglicane, ne se nourrit guère que de pommes de terre. En Écosse, avant l'an 1745, dans cette partie qu'on appelle *Rannach*, les habitans étaient si misérables, qu'ils manquaient souvent de grains, qu'ils étaient obligés de saigner leurs vaches plusieurs fois par an, et d'en faire cuire le sang pour le manger au lieu de pain.

On dira que, dans les temps anciens, les hommes étaient plus vigoureux qu'aujourd'hui, à cause des violens exercices auxquels ils se livraient, et on ne manquera pas de rappeler à cette occasion, quelques anecdotes vraies ou fausses. Qu'il nous suffise de répondre qu'il est bien possible que, dans le onzième siècle, certaines classes supérieures de la société fussent plus vigoureuses qu'aujourd'hui; mais les serfs étaient-ils forts? l'étaient-ils autant que nos paysans? D'ailleurs, cette observation même prouve notre proposition. Un plus grand nombre d'individus jouissant aujourd'hui de cette même aisance des classes supérieures d'autrefois, le nombre des hommes forts, ou la force générale de la nation, a très-certainement augmenté de beaucoup.

On croit généralement que les Sauvages sont très-forts; Rousseau n'a pas manqué d'insister sur cette circonstance (1).

Robertson dit, au contraire, que la faiblesse de constitution était propre à tous les

---

(1) *Discours sur l'inégalité des conditions*; notes 6 et 7.

peuples d'Amérique, surtout dans les îles, où la terre produisant presque d'elle-même la constitution physique des naturels, n'était fortifiée ni par l'exercice actif de la chasse, ni par le travail de la culture. Ils avaient la plus grande aversion pour la fatigue, ils étaient même incapables de la supporter; et, lorsqu'on les arracha par la force et la violence à leur indolence naturelle pour les faire travailler, ils succombèrent à la fatigue de travaux que les habitans de l'ancien continent, plus civilisés, auraient exécutés avec facilité. On calculait que le travail d'un Nègre équivalait à celui de quatre Américains.

Tout Européen qui s'est adonné à la vie des Sauvages, est devenu plus fort qu'eux, et en a mieux supporté tous les excès. La supériorité des Anglo-Américains sur les Sauvages, a été constatée non-seulement de troupe à troupe, mais d'homme à homme, dans toutes les guerres.

Le voyageur Péron a mesuré les forces des Sauvages avec le dynamomètre, et les a trouvées inférieures à celles des hommes civilisés. D'après ses expériences, la force physique des indigènes de la Nouvelle-Hollande est de 51 kilogrammes 8, et de 14. myriagrammes 8 pour les reins; les Malais de l'île de Témor ont offert pour terme moyen 58 kilogrammes 7, et 16 myriagrammes 2; dix-sept Français de l'expédition ayant été soumis aux épreuves dynamométriques, leur force manuelle s'est trouvée plus de 69 kilogrammes 2, et celle des reins de 22 myriagrammes. Il en résulte que la force manuelle des Français est presque double de celle des habitans de la Nouvelle-Hollande.

Une preuve que cette faiblesse des Sauvages d'Amérique dépend de leur genre de vie, c'est que des missionnaires Quakers et Moraves, qui ont succédé aux Jésuites, nous ont appris que les tribus converties par ceux-ci, étaient devenues plus robustes, portaient de plus lourds fardeaux, étaient moins souvent malades; ils ont reconnu que la raison en était le régime plus régulier, la nourriture plus égale auquel on les avait assujettis.

Hippocrate, qui a décrit avec tant de vérité la constitution propre aux Scythes, peuple pasteur et sauvage, observe qu'ils sont faibles, paresseux, et peu faits pour le travail (1); qu'ils sont très-lymphatiques, surchargés de graisse, dépourvus de poils sur la surface du corps (2); qu'ils sont obligés de s'appliquer des cautères sur diverses parties, pour remédier à la mollesse et à l'humidité de leurs corps, si énervés qu'ils ne sauraient bander un arc, ni exécuter le mouvement impétueux de l'épaule, au moment de lancer le javelot.

---

(1) *De aër. loc. et aq.*; §. XCVIII.
(2) *Idem*, §. XCIX.

VII. Le rapport des maladies avec la civilisation présente des avantages immenses en faveur de celle-ci; mais, pour les apprécier convenablement, et malgré tous les préjugés contraires, il importe de considérer la question sous tous ses points de vue, et non de la manière bornée et rétrécie dont on l'a examinée jusqu'ici. Les questions très-compliquées et composées de beaucoup d'élémens divers, exigent des observations multipliées et variées, une logique réservée, souple et étendue, un esprit calme et indépendant: sinon, elles pourraient être indifféremment résolues en sens contraire, et l'on consacrerait ainsi tous les préjugés et toutes les erreurs.

La plupart des maladies contagieuses, ces grands fléaux de l'espèce, sont sorties des peuples barbares, et ont pris naissance parmi eux. La peste vient de l'Égypte dégénérée, ou peut-être même du milieu des peuples sauvages de l'intérieur de l'Afrique; la petite vérole et la rougeole viennent des hordes arabes; la syphilis et la fièvre jaune de l'Amérique barbare, ou peu civilisée; le pian, la lèpre, la plique ne se développent que chez des peuples peu civilisés.

Les maladies contagieuses disparaissent ou s'adoucissent chez les peuples civilisés. Nous en avons l'exemple le plus frappant dans la syphilis, qui a pris des formes de plus en plus bénignes par les progrès de la civilisation, et qui s'est présentée de nouveau sous ses formes primitives les plus horribles, quand elle a été transportée chez les nations barbares. Il en est de même de la peste, et des épidémies de fièvres malignes, de typhus, etc.

Les maladies épidémiques contagieuses et infectieuses sont d'autant plus fréquentes, que le pays qu'elles ravagent est moins civilisé. Cette vérité est confirmée par l'histoire de tous les peuples.

« Il est remarquable, dit Pringle (1), combien la peste, les fièvres pestilentielles, le scorbut putride et les dysenteries ont diminué en Europe dans ce dernier siècle (dix-huitième) : bonheur que nous ne pouvons imputer à aucune autre cause, qu'à une attention plus grande à perfectionner tout ce qui a rapport à la propreté, et à un usage plus général des anti-septiques. Félix Plater, médecin de Bâle en Suisse, donne une description de sept différentes fièvres pestilentielles (il les a appelées *pestes*), qui affligèrent cette ville dans l'espace de 70 ans, et qui arrivèrent toutes de son temps. Thomas Bartholin fait mention de cinq maladies de cette nature, qui firent de son temps beaucoup de ravages en Danemarck. 1616 — 1654. Elles furent toutes occasionées par une con-

(1) *Maladies des Armées*, pag. 300.

tagion étrangère. D'autres auteurs, leurs contemporains, répandus dans toute l'Europe, sont pleins de pareilles observations. Forestus remarque que, de son temps, la peste était très-fréquente à Cologne et à Paris, et il en attribue la cause à l'entassement d'habitans et à la malpropreté des rues, qui alors n'étaient pas pavées. Le même Forestus remarque qu'à cause de la seule putréfaction des eaux, la ville de Delft, où il pratiquait, s'est à peine trouvée exempte dix ans de suite, de la peste ou de quelque maladie pestilentielle. »

Pringle a observé qu'à cette même époque, le peuple se nourrissait de viandes salées, tandis que, depuis la révolution d'Angleterre, 1688, il se nourrit de viandes fraîches et de légumes frais. Il établit que les artisans et le bas peuple n'en faisaient presque pas usage à 60 ans de l'époque dont il parle. Un chou, ajoute-t-il, qui se vend aujourd'hui un sou, se vendait six sous; le pain lui-même était alors plus cher en proportion à la viande. En outre, il se buvait alors trop peu de vin. Voltaire remarque dans *l'Essai sur les Mœurs*, que, dans les treizième et quatorzième siècles, le vin était relégué dans les pharmacies comme un cordial, et sur les tables des personnages les plus riches de la nation.

Les maladies épidémiques et contagieuses, font beaucoup plus de mal chez les peuples barbares que chez les peuples civilisés. Lorsqu'une épidémie s'introduit dans une peuplade sauvage, presque toujours elle y exerce des ravages si grands, que la peuplade ne se rétablit jamais dans son premier état. Les Sauvages sont renfermés ou entassés dans des huttes sales et mal aérées qui deviennent de véritables tombeaux, propres à dévorer tous ceux qui les habitent.

Chez les peuples civilisés, les maladies absorbent, en général, un excédant de population, que la guerre et la famine détruisent chez les nations sauvages, ou plutôt que ces causes et mille autres empêchent toujours de s'établir. Un pays, nous l'avons déjà vu, ne peut avoir que les habitans qu'il peut nourrir; et comme le principe naturel de la population est toujours supérieur au principe des subsistances, ainsi que Malthus l'a démontré, il en résulte qu'il y a toujours un excédant plus ou moins grand.

Les individus faibles, mal constitués ou mal nourris, et exposés à des causes puissantes de destruction, les enfans et les vieillards, etc., sont ceux qui, en général, sont éliminés par suite de cette loi. Il est impossible qu'une harmonie constante existe entre l'état de la population et celui des subsistances. De cette discordance momentanée naissent les maladies considérées en masse, maladies dont on cherche souvent vainement la cause dans des circonstances accidentelles, qui ne jouent tout au plus que le rôle de causes occasionelles. Mais, dans les pays civilisés, il y a un principe de réparation, qui est toujours prêt à se développer, comme un ressort contenu par la compression, et qui tend à remplir promptement les places vides.

Les peuples civilisés sont plus sujets aux maladies chroniques que les peuples barbares : ceux-ci périssent de misère et d'épidémies de toute espèce; ils meurent en masse et souvent de bonne heure. Les peuples civilisés, au contraire, meurent en détail, après une vie plus ou moins longue. Chez les peuples civilisés, il y a une foule d'individus faibles, qui ne parviennent à maintenir leur existence qu'à force de soins. Ce sont ces individus qui forment la *matière* des maladies chroniques.

Cette masse d'individus faibles n'existe pas chez les nations sauvages ou même peu civilisées. Ainsi donc, en admettant que la phthisie pulmonaire, l'apoplexie, les névroses, etc., soient devenues plus fréquentes par les progrès de la civilisation, comme il le paraît, bien loin que cette circonstance pût être opposée contre l'heureuse influence de celle-ci, elle doit, au contraire, être rangée parmi les preuves de ses avantages. On n'a pas bien vu, en général, les faits de ce genre, parce que l'on a méconnu l'importante loi de la nécessité de mourir pour beaucoup d'individus, avant le terme naturel, ainsi que nous l'avons établi.

D'après le tableau comparatif de la mortalité produite par certaines maladies, tracé par Héberden, il y a eu, au commencement du siècle dernier, 3,000 individus morts phthisiques, dans le milieu 4,000, et vers la fin 5,000; pour l'apoplexie, au commencement 159, au milieu 280, vers la fin 300; tandis que pour les fièvres, au commencement du siècle il y avait 3,000 morts, vers le milieu encore 3,000, à la fin 2,000 seulement.

Les maladies sporadiques sont plus communes chez les peuples civilisés, que chez les peuples sauvages; mais ces maladies sont beaucoup moins meurtrières que les maladies épidémiques. C'est ce grand nombre de maladies variées qui existe chez les peuples civilisés et non chez les peuples sauvages, qui a fait croire à des observateurs superficiels, que les premiers ont une santé beaucoup plus faible que les seconds.

Les pauvres sont plus souvent malades que les riches, et la mortalité y est beaucoup plus grande. Voyez surtout ce qui arrive dans les hôpitaux.

Les professions qui fournissent le moins de salaire, sont celles qui donnent le plus de maladies, les maladies les plus graves et le plus souvent mortelles. C'est ce qu'a observé M. Villermé, ainsi que nous l'avons déjà dit; il a encore vu que l'on en trouve des preuves dans les divisions de la même profession.

Ainsi, d'après une note remise dans les bureaux de l'administration générale des hôpitaux de Paris, il a constaté qu'en 1807, la mortalité différa pour les couvreurs, les maçons-compagnons, et les manœuvres-maçons. Pour les couvreurs elle fut de 1 sur 7 1|64; pour les compagnons-maçons de 1 sur 6 53|89; pour les manœuvres-maçons de 1 sur 5 38|39. Voyez encore un tableau de la mortalité des différens ouvriers admis dans les hôpitaux de Paris en 1807, et que l'on trouve dans le Discours préliminaire que M. Patissier a mis en tête de son édition de Ramazzini. Les menuisiers et tous les ouvriers en bois sont sujets à peu de maladies, parce qu'ils travaillent sur des matières salubres, qu'ils ne font pas un exercice forcé, et qu'ils ont d'honnêtes salaires. Il n'en est pas de même de ceux qui travaillent dans une atmosphère impure, et qui, gagnant peu, ne peuvent se procurer une nourriture saine.

Pour peu que les Sauvages soient gravement malades, ils sont perdus ; leurs compagnons effrayés, indifférens, ou forcés de pourvoir à leur propre subsistance, les abandonnent ; chez les nations civilisés, au contraire, l'on donne aux malades les soins les plus affectueux et les plus éclairés.

Nous ne nous arrêterons pas à prouver que la Médecine, en perfectionnant le traitement des maladies et la direction des soins hygiéniques, a diminué la mortalité, résultat de cette cause puissante de destruction ; mais, qu'il nous suffise d'établir qu'aujourd'hui, on guérit un grand nombre de malades que les soins les plus éclairés des temps antérieurs laissaient mourir, et surtout que les secours de la vraie Médecine se sont étendus à un beaucoup plus grand nombre d'individus.

Nous terminerons ici la longue et pénible carrière dans laquelle nous nous sommes engagé. Nous croyons avoir démontré que l'homme gagne beaucoup plus qu'il ne perd, sous le rapport de la Santé publique, par l'influence de la civilisation ; qu'il y a eu une amélioration immense, depuis les temps de barbarie jusqu'à nos jours. Ainsi, le système de la perfectibilité humaine qui avait été déjà établi sous un autre point de vue (1), est encore vrai sous le rapport phy-

---

(1) Le système de la perfectibilité indéfinie de l'espèce humaine a été surtout présenté par l'illustre et malheureux Condorcet, dans son *Esquisse d'un tableau historique des progrès de l'esprit humain*. Les moyens qu'il donne pour assurer ces progrès, sont aussi contraires à la vraie philosophie qu'à l'expérience des siècles. Ces moyens sont en partie l'égalité absolue, l'athéisme théorique et pratique, la doctrine des calculs de l'intérêt, et celle de la sensibilité physique. Si l'on voulait arrêter le perfectionnement de l'espèce, ou même la faire redescendre du point où elle s'est élevée jusqu'à aujourd'hui, il n'y aurait pas d'autre voie à prendre que de livrer le monde à de pareils principes, si toutefois la chose était possi-

sique. L'espèce humaine doit donc se livrer aux plus douces espérances pour l'avenir, comme aux plus nobles efforts. Loin d'être enchaînée par le spectacle terrible de maux toujours croissans, loin d'être tourmentée par de sombres préjugés et par des déclamations mélancoliques, semblables aux contes effrayans par lesquels on croit instruire l'enfance, que l'espèce humaine reconnaisse l'étendue de ses moyens de bonheur, et les destinées de l'avenir. Que du sein des siècles écoulés, que du milieu de cette confusion apparente de crimes et de malheurs que présente l'Histoire, elle entende s'élever une voix qui retentit jus-

---

ble, et si la nature humaine ne s'y opposait pas par toute la force native de ses facultés. Les idées de Condorcet en ce genre sont dans le fond aussi chimériques que celle qu'il avait admise sur le perfectionnement physique de l'homme, quand il pensait que l'on parviendrait à reculer indéfiniment la nécessité de mourir. Pag. 386.

que dans les profondeurs du Ciel d'où elle émane, et qui lui crie *que le plus grand bonheur physique ou moral est attaché au dernier développement de toutes les facultés qu'elle a reçues de son ineffable Auteur.* Qu'il est glorieux pour la Science que nous professons, d'avoir à lui révéler, peut-être pour la première fois, de si grandes et de si douces vérités !

FIN.

MONTPELLIER,
Imprimerie de JEAN MARTEL LE JEUNE.

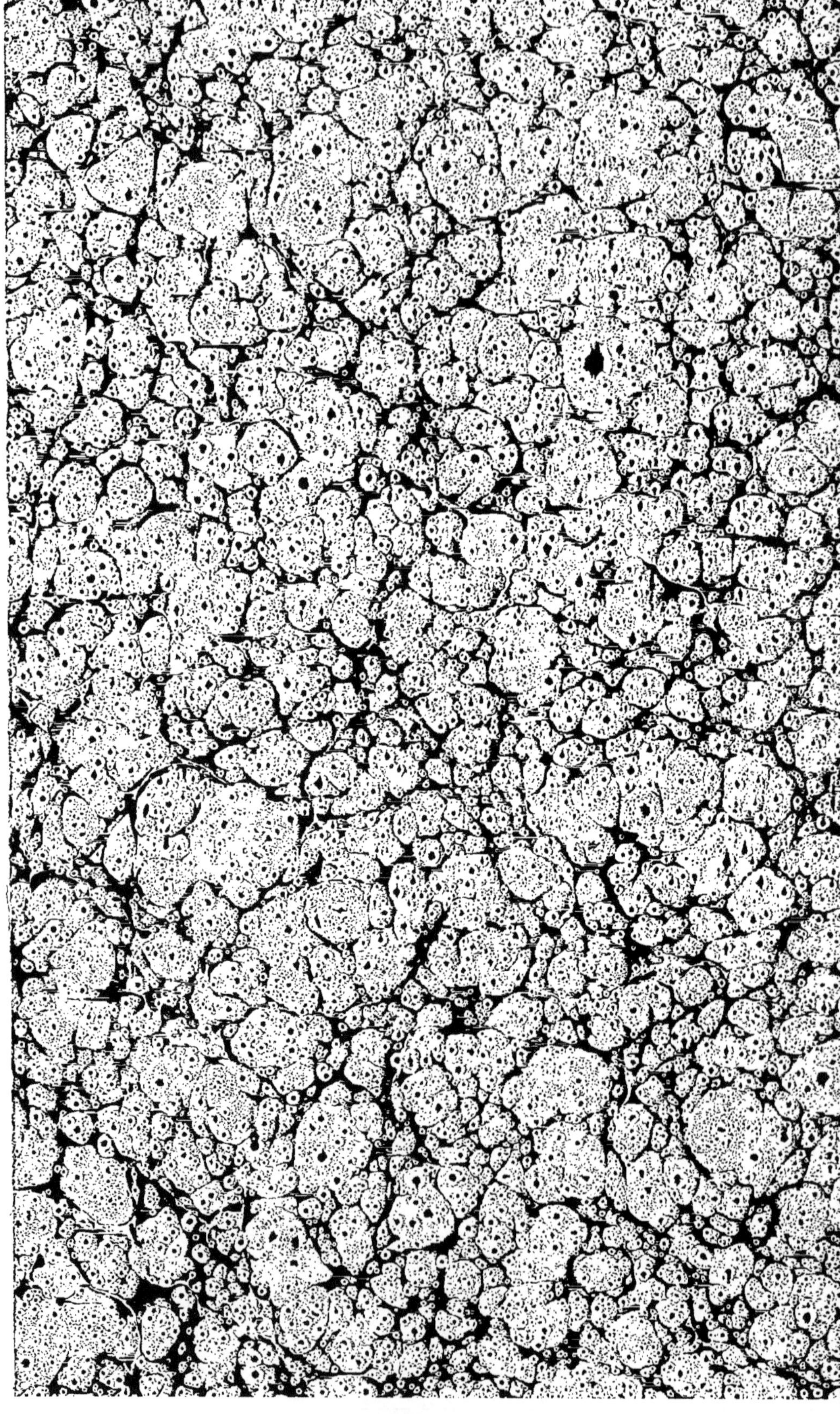

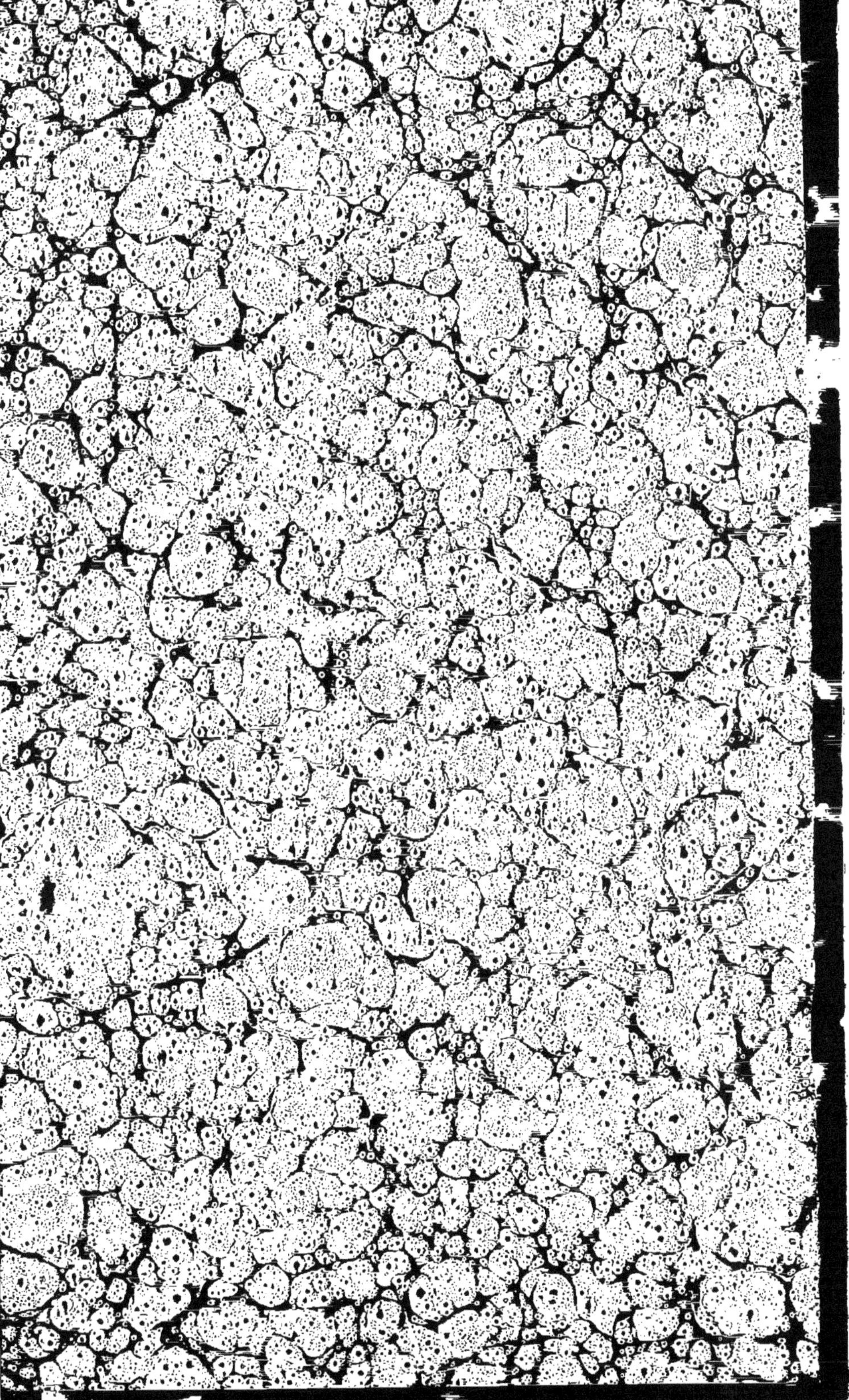

www.ingramcontent.com/pod-product-compliance
Ingram Content Group UK Ltd.
Pitfield, Milton Keynes, MK11 3LW, UK
UKHW021102200726
13857UKWH00003B/1064